Miracle fit

건강하고 마른 여자들의 기적의 작은 습관

미라클핏

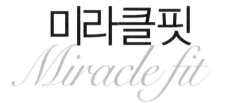

카비타 데브간 지음 | 양희경 옮김

스토리3.0

왜 대부분의 다이어트는 실패로 끝날까

아마 이 시간에도 다이어트 시작을 선언하는 사람이 몇 천만 명은 될 것이다. 진행 중인 사람도 그만큼은 될 것이고, 유혹에 못 이겨 결심을 깨뜨리고 좌절하는 사람도 최소한 그만큼은 될 것이다. '살을 빼겠다'라는 항목은 나라를 막론하고 새해 결심 리스트 부동의 1위다. 그래서 해마다 1월이면 헬스장은 대목을 만나고 인터넷 쇼핑몰에선 운동기구가 불티나게 팔린다. 하지만 달력이 한 장만 넘어가도 상황은 백팔십도 달라진다. 갑자기 일이 많아져서, 몸이 좀 안 좋아서 등 운동을 할 수 없는 여러 이유가 생기고 결국엔 헬스장에 발을 딱 끊게 된다. 열의에 차서 사들였던 운동기구는 구석에서 먼지를 뒤집어쓰고 있거나 빨래 건조대로 재활용된다.

살을 뺀다는 게 이렇게나 어려운 일이다. 그런데 왜 그럴까? 한번 찐 살은 뺄 수 없는 걸까?

그게 아니다. 당연히 당신도 날씬해질 수 있다. 문제는 계획을 현실적으로 세우지 않는다는 점에 있다. 대부분 작고 간단한 변화가 아닌 대단하고 드라마틱한 변화를 목표로 하기 때문에 지속하지 못하는 것이다. 게다가 대부분의 다이어트 계획이 주먹구구식으로 세워진다. 인터넷에 떠도는 수많은 조언과 '어쨌든 덜 먹으면 되겠지' 하는 천진난만한 기대가 어우러져 계획이 된다. 하지만 세상에는 70억 명이 넘는 사람이 살고 있고, 신체 조건과 생활환경과 사고방식이 똑같은 사람은 한 명도 없다. 티셔츠나 청바지야 기성품을 사서 입어도 되지만, 내 몸을 바꾸는 문제는 기성품으론 어림도 없다.

그럼 어떻게 해야 할까? 방금 지적한 내용과 정반대로 하면 된다. 우선, 간단하지만 균형 잡힌 계획을 세우자. 작은 변화를 목표로 설정하자. 특히 자신에게 효과적인 방법을 찾자.

체중 증가는 대개 정크푸드를 많이 먹는 것, 운동을 하지 않는 것, 먹는 행위로 기분을 풀려 하는 것 등의 요인이 복합적으로 작용한 결과다. 이러한 요인은 우리 주변에 너무 많이 존재하므로 살아가면서 매분 매초 이것들에 최선으로 대응하기란 사실상 불가능하다. 따라서 무작정 먹는 것을 제한하는 다이어트가 아니라 욕구와 체질, 기초대사량, 신체 활동량, 기호와 버릇 등을 고려한 자신에게 꼭 맞는 식사법을 개발해야 한다.

잠시 유행하는 다이어트에 홀딱 빠지는 일을 멈추자. 그리고 이런저런 다이어트를 전전하는 일도 그만두자. 대신 행동에 일관성을 유지할 수 있고, 그 행동이 자동으로 이뤄지도록 계획을 세우자. 이것이야말로 체중을 줄이는 유일한 방법이며, 훨씬 더 중요하게는 줄인 체중을 유지하는 최고의 방법이다.

당신이 기억해야 하는 또 한 가지가 있다. 바로 칼로리에 관한 것이다. 만약 살을 빼거나 더 찌지 않게 하는 것이 단순히 칼로리 계산에 국한된 일이었다면 무척 쉬운 일이었을 것이다. 다이어트를 시도했다가 실패하기를 여러 차례 반복한 사람이 주변에 한두 명은 있을 테니, 그들의 얘길 들어보라. 아마도 늘 칼로리를 계산하느라 노이로제에 걸릴 지경이었다고 이야기할 것이다. 그럼에도 체중에는 변화가 없었고, 노력에 대한 보상이 없자 그 반작용으로 폭식을 하게 되더라고 말할 것이다. 똑같은 실수를 하지 말자. 음식을 눈앞에 두고 칼로리 계산기부터 들이대는 일, 목표한 체중을 필사적으로 좇는 일은 그만두자. 군중심리에 휩쓸리지도, 미봉책에 불과한 단기적 해결책을 받아들이지도 말자. 전체 과정을 영리하게 파악하자. 그래야 몸과 마음이 조화롭게 작용해 날씬하고 건강한 상태를 평생 유지할 수 있다.

체중 감량은 누구나 할 수 있다. 당신에게 필요한 것은 그저 마음이 생각하고 몸이 반응하는 방식에서 변화를 일으키는 것, 즉 기초적인 수준에서 달라지는 것이다. 칼로리와 의지력으로만 국한하지 말고 넓게 사고하자. 칼로리의 문제는 방금 지적했거니와, 의지력 역시 당신의 우군이 아니다. 의지력은 한정된 자원이며, 너무나 쉽게 고갈된다. 날씬한 사람들은 기본적으로 날씬함을 유지하는 습관을 지니고 있는 것이지 의지력을 발휘하는 게 아니다. 의식하든 하지 않든 그들은 일상적으로 올바른 선택을 하며, 행동이 자동으로 일어난다. 날씬한 사람은 대부분 건강에 이로운 습관이 몸에 깊게 배어 있으므로, 본능적으로 바른 선택에 이끌리고 행동하는 것이다.

당신이 지금 그런 모습과는 완전히 동떨어져 있다 하더라도 절망하진 마시라. 지금부터 시작해서 몸에 착 붙게 하면 된다. 올바른 정보와 정확한 단서를 모으고 이것들을 항상 마음에 새기며 반복해서 실천하다 보면, 언젠가는 일상의 일부가 되어 있을 것이다. 그리고 머지않아 몸매를 날씬하게 유지하는 자신만의 습관이 몸에 뱄음을 발견하게 될 것이다. 장담하건대 분명 효과가 있다. 가장 중요한 점은 이 방법이 체중과 관련한 모든 고민을 영구히 덜어줄 해결책이라는 사실이다. 그리고 사실상 유일한 방법이기도 하다.

이 방법대로 하면 날씬한 몸매로 살 수 있다. 지금 당장 시작하자!

기억하자. 좋은 것이든 나쁜 것이든 습관은 대개 우리 몸 깊숙이 뿌리박고 있다. 아주 달콤한 커피를 하루에 네 번은 꼭 마셔야 한다는 사람도 있는데, 체중 증가의 원인이 되는 이런 나쁜 식습관과 생활습관이 아주 많다. 하지만 당분간 그런 습관은 그대로 놔두자. 대신, 좋은 습관을 개발하는 데 열성을 다하자. 그러다 보면 좋은 습관과 나쁜 습관 사이의 균형이 서서히 변화할 것이고, 어느 순간부터 좋은 습관이 승기를 잡을 것이다. 예를 들어 아침에 과일 두 개를 먹는 좋은 습관을 기르면, 자바커피의 달콤함을 더는 원하지 않게 된다. 몸이 사과에서 이미 당분을 충분히 얻었기 때문이다.

요점은 나쁜 음식을 먹느냐 먹지 않느냐에 신경 쓰지 말고 좋은 습관을 늘리라는 것이다. 항상 긍정적인 면을 떠올리면 부정적인 면은 저절로 힘을 잃는다. 이 규칙은 체중 감량만이 아니라 삶의 모든 영역에 적용된다.

이 과정은 느려도 괜찮다. 오히려 드라마틱한 방법으로 행동을 변화시키려는 시도는 몸과 마음을 당황케 한다. 기습을 당한 몸과 마음은 본능적으로 방어 기제를 작동하게 마련이기에 좋은 접근법이 아니다. 매일 작은 변화를 시도하며 한 번에 한 가지씩 좋은 습관을 만들어가자. 이 책에서 소개하는 50가지 조언을 읽고 머릿속에 담은 다음, 한 번에 하나씩 몸에 완전히 익혀 습관으로 만들자. 그럼으로써 날씬하고 건강한 몸매를 만들어 사람들을 깜짝 놀라게 해주자. 물론 가장 먼저 놀라는 사람은 당신 자신일 것이다.

그러니 계속 읽어나가자. 당신을 날씬하게 유지해주는 삶의 방법을 마음으로 이해하고 받아들이자. 나아가, 그것을 삶의 방식으로 만들자.

읽고 실천하면 살은 저절로 빠진다

이 책은 세 개의 챕터로 구성되어 있다.

챕터 1이 가장 많은 부분을 차지하며 마음가짐, 식습관, 생활습관에 대해 이야기한다. 50개로 이뤄진 꼭지에서는 당신을 날씬하고 건강하게 해줄 습관 한 가지씩을 다룬다. 모든 꼭지의 내용은 독립적으로 구성되어 있으므로, 몇 번이고 다시 돌아가 읽을 수 있다. 당연하게도, 반복해서 읽으면 더욱 유익할 것이다.

챕터 2에서는 3개월 과정의 건강 달력을 소개한다. 쉽게 따라 할 수 있는 단계별 과정과 채식가를 위한 처방전 등이 제시되어 있다. 이 과정을 따라 3개월을 지나면 더 날씬하고 건강한 신체를 소유하게 될 것이다. 식습관을 바라보는 관점이 완전히 새로워지는 매력적인 보너스도 얻을 수 있다.

챕터 3에서는 건강하고 날씬한 몸매라는 목표를 성취하는 데 도움이 될 몇 가지 방법을 소개한다. 마지막으로 부록에는 당신이 3개월 동안 사용할 음식 일지와 운동 일지를 담았다. 직접 써보기 바란다.

이 책에서 나의 목표는 당신에게 신체를 완전히 통제하는 능력을 부여해 당신 스스로 자신만의 계획을 세우고 실행하게 하는 것이다. 이 책에 나온 지시를 단순히 따르기만 해도 당신은 올바른 선택을 습관화할 수 있다. 선택을 할 때마다 당신의 몸과 마음이 서서히 다시 프로그래밍되기 때문이다. 의식적으로 노력하는 시간이 얼마간 쌓이면 이런 선택이 자동으로 이뤄질 것이다. 그러면 올바른 습관의 혜택이 지속될 것이며, 주먹구구식 다이어트 계획을 실행하던 때처럼 좌절하거나 지치지 않을 것이다.

책을 읽으면서 실천을 병행하길 바란다. 그러면 마지막 장을 덮을 무렵에는 습관이 점차 다시 프로그래밍되고, 마음을 잘 통제할 수 있게 되며, 할 수 있다는 자신감을 얻게 될 것이다. 그리고 무엇보다, 마음에 드는 몸매를 갖게 될 것이다.

핵심은 '체중'이 아니라 '건강'이다

사람은 보통 스물한 살 이후로 천천히 살이 찌기 시작해, 체중 증가 속도가 점점 더 빨라진다. 이때부터는 날씬하던 사람도 허릿살이 붙기 시작하며, 이전부터 체중 문제와 씨름하던 사람은 조종 불능 상태로 달려간다. 물론 가끔은 십대 때부터 살이 찌기 시작하는 사람도 있다.

나는 늘어난 몸무게를 줄이려는 사람만이 아니라 자신의 이상적인 몸무게를 유지하고자 하는 사람들도 이 책을 읽었으면 한다. 왜 살이 찔 때까지 기다렸다가 살을 빼는, 성가신 순환을 시작하려고 하는가? 흔히 생각하는 것보다 훨씬 더

어리석고 위협적이며 올바르지 못한 다이어트를 시도하기 전에, 그래서 몸의 신진대사와 호르몬 균형을 망쳐버리기 전에 이 책을 읽고 여기에 적힌 아이디어를 적용해보기를 진심으로 바란다. 건강을 유지하는 다른 방법을 이미 시도하고 있더라도, 이 책에서 소개한 '몸매를 날씬하게 유지하는' 습관을 채택해 실천해보자. 큰 도움이 될 것이다.

이 책의 내용은 당신의 체중이 증가하고 있든지 감소하고 있든지 간에 적용할 수 있다. 건강한 몸이 되는 데 초점을 맞추기 때문이다.

나는 어떤 일의 성패는 '그 일이 실천할 만한가, 그렇지 않은가'에 달렸다고 생각한다.

약간의 창의성을 발휘하자. 다소 괴짜처럼, 완전히 실험적으로 행동하자. 먹는 일에 대한 모든 부담감을 떨쳐버리고 멋지고 편안한 일로 받아들이자.

'다이어트'라는 단어를 창밖으로 멀리 던져버리고, '바르게 먹자'라는 주문을 외자. 체중을 성공적으로 줄이고 유지하기 위해 필요한 것은 다이어트가 아니라 좋은 전략이다. 심신을 단련하는 것을 괴로운 일이 아니라 재미있고 효율적인 일로 받아들이자. 체중 감량이라는 여정을 계속하는 동안 당신의 마음을 적이 아니라 가장 친한 친구로 삼자.

시간을 내서 50개의 조언을 꼼꼼히 읽자. 하나를 읽는 데 고작 몇 분밖에 걸리지 않는다. 그러고 나서 마음에 드는 조언을 따라보자. 물론 나는 당신이 여기에 있는 모든 조언에 완전히 익숙해지기를 바란다.

실천할 만한 것 같은가? 그럼 시작하자.

Contents

Chapter 1

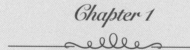

조금만 노력해도
마를 수밖에 없는 50가지 습관

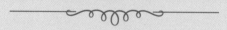

Chapter 2

일상이 다이어트가 되는
3개월 플래너

Chapter 3

균형 잡힌
마른 몸매를 위한 꿀팁

부록

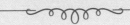

평생 날씬한 습관을 유지하는
5분 다이어리

Chapter 1

조금만 노력해도
마를 수밖에 없는 50가지 습관

마인드부터 점검하라

한 친구가 자신의 구글 메신저 대화창에 다음과 같은 글귀를 써놓은 걸 봤다.

"오, 신이시여. 제발 내 살 좀 가져가 주세요!"

나는 그 친구에게 "그렇게 되진 않아"라고 말했다. 그러고는 문장을 이렇게 바꿔보라고 했다. "신이시여. 제가 이 살들을 없애버릴 거예요!"

올바르게 먹고 생활습관을 고치는 것보다, 군살을 빼기 위해 신경 써야 하는 가장 시급한 문제가 있다. 바로, 마음가짐이다.

마음부터 점검하라. 살을 빼는 일은 정신과의 싸움이다.

왜 살을 빼고 싶은가

일전에 만난 한 십대 소녀는 내게 제대로 된 남자친구를 만나기 위해 날씬해지고 싶다고 이야기했다. 내 아버지는 걸을 때 무릎에 전해지는 부담을 덜고, 더는 무릎 통증을 느끼지 않기 위해 15킬로그램 정도를 감량하고 싶어 하신다.

많은 사람이 살을 빼고 싶어 한다. 나는 살을 빼려고 하는 사람은 우선 자기 자신에게 '왜 살을 빼야 하지?'라는 질문을 던져봐야 한다고 생각한다. 이 질문에 대한 답을 찾으면 정돈된 관점에서 문제를 바라볼 수 있기 때문이다. 이 물음에 대한 답을 찾기 전까지는 다이어트의 여정을 올바르게 시작할 수 없다고 믿는다. 날씬해지고 싶다는 바람이 다이어트를 시작하는 데는 충분한 이유가 될 수 있지만, 성과를 거두기 위해서는 더 적절하고 타당한 이유가 필요하다.

무슨 말인지 설명하기 위해 어느 부부 이야기를 들려주겠다. 어느 토요일, 내가 운영하는 체중 감량 프로그램에 한 남자가 등록했다. 병원이란 병원은 다 찾아가 진찰을 받아봤으나 위장에서 느껴지는 불편함이 도통 가실 생각을 하지 않았고, 혹시나 하는 마음에 이곳을 찾아왔다고 했다. 위장 장애는 그의 정신 영역까지 침범하기 시작했다. 그 고객은 검사 결과가 항상 괜찮다고 나옴에도 왜 위가 계속 말썽을 부리는지 모르겠다며 걱정이 컸다. 속 쓰림과 위산과다, 메스꺼움, '완전하게 좋지는 않은' 불편한 느낌이 늘 그를 따라다니며 괴롭혔다. 증상이 계속 이러하니, 최근에 그를 진찰한 의사는 정신과 의사와 상담할 것을 권유하며 "모두 정신적인 문제입니다"라고 말했다. 그 고객은 정신과 상담을 받는 대신 문제를 해결하기 위해 다이어트 프로그램에 등록하기로 했다. 어쨌든 지난 10년 사이 10~12킬로그램 정도 몸무게가 늘었기에 무척 성가시다는 것이다.

건강상의 이유는 살을 빼는 데 아주 강한 동기가 된다. 그렇다면 '매일 아침 가뿐하게 일어나기'와 같은 간단한 바람은? 그것 역시 좋은 이유다. 이는 그 고객의 아내분이 이틀 뒤인 월요일에 다이어트 프로그램을 시작하러 와서 내게 말한 내용이기도 하다. 부인은 지난 몇 년간 천천히 늘어난 7~8킬로그램을 빼고 싶어 했다. 그녀는 "제 목표는 비키니를 입거나, 곧 있을 누군가의 결혼식에서 사리 드레스(인도의 전통 드레스)를 입고 날씬한 허리를 뽐내려는 게 아니에요"라고 말했다. "스스로 아주 건강하다고 느끼고 싶어요. 아침에 잠자리에서 일어났을 때 세상에 맞설 준비가 된 듯한 가뿐한 기분을 느끼고 싶습니다. 늘어나 버린 몸무게 때문에 제 매력이 줄어든 듯도 싶고요."

그 말에 내가 감동했을까? 그랬다! 나는 이 부부가 조만간 승리자가 되리라는 걸 알았다. 다이어트를 시작하는 이유는 서로 달랐지만, 남편도 아내도 늘어난 체중을 성공적으로 감량할 것이 분명했다. 동기가 확실하기 때문이다.

그럼 당신이 살을 빼려는 이유는 무엇인가?

올여름 멋진 비키니 몸매를 선보이려고? 아니면, 옛날에 입었던 청바지를 다시 입으려고? 몇 달 뒤 조카 결혼식이 있어서? 고혈압 또는 당뇨 판정을 받아서? 주치의가 최후통첩을 날려서?

아니면, 아마도 회사 운동 시간에 의자 뺏기 놀이를 하는데 혼자만 숨을 헐떡이며 땀을 비 오듯 흘리는 자신이 너무 부끄러워서였을 수도 있다. 이는 실제로 한 친구의 엄마가 2년 전쯤 체중 조절 프로그램을 시작한 이유이기도 했다. 궁금해할까 봐 밝히는데, 그 친구 엄마는 12킬로그램을 줄여 현재까지 굉장히 날씬한 몸매를 유지하고 있다.

군살을 빼고 싶어 하는 사람이 많은 만큼 그 이유도 다양하다. 하지만 여기에 덧붙이고 싶은 말은 현재 당신을 부추기는 동기 외에도 활력을 높이고, 질병을 예방하고, 자존감을 키우고, 더 큰 즐거움을 경험하는 것과 같은 더 많은 '유인책'을 마련하는 것이 도움이 된다는 사실이다.

왜냐고? 살을 빼는 일은 그 스토리의 결말이 온전히 주인공, 즉 동기를 부여하는 사람에 달린 문제이기 때문이다. 동기 요인이 더 많을수록 그 스토리와 결말이 더 재미있어진다. 금연도 마찬가지 아닌가? 흡연이 폐암을 유발한다는 사실을 알면 담배를 피우기가 무서워진다. 거기에 금연을 하면 심장병 발병률이 기하급수적으로 줄어든다는 사실 등을 들으면 더 금연하고 싶어질 것이다.

살을 빼는 일도 똑같다. 새로 산 슬림핏 바지를 입겠다는 것이 당신이 살을 빼고자 하는 첫 번째 이유가 될 수도 있다. 그런데 한번 생각해보자. 만약 살을 뺀 후 받게 되는 보상으로 심장병과 암, 당뇨병, 관절염의 발병률이 낮아지며 기대 수명 또한 길어진다는 사실을 안다면 어떨까? 이 출렁이는 뱃살을 더더욱 없애고 싶어지지 않을까?

여기에 당신이 살을 빼면 기분도 더 좋아지고 보기에도 훨씬 좋다는 사실을 더해보자. 이제 더는 몸매를 최대한 가리려고 헐렁한 텐트 같은 옷을 입지 않아도 된다. 게다가 활력이 넘쳐 몸을 훨씬 더 민첩하게 움직일 수 있다. 어떤 연구에 따르면 직업 전망까지 더 밝아진다고 한다. 당연히 우리 아버지의 무릎도 더는 아프지 않을 것이고.

이유가 충분할수록 살을 빼고자 하는 결심을 더욱 굳혀주지 않을까? 다만, 한 가지 주의할 점이 있다.

숫자에 집착하지 말자. "50킬로그램으로 만들 거야"라거나 "75킬로그램이 내 목표야"라고 말하지 말자. 그렇게 하는 것은 효과가 없을 뿐 아니라 실망감만 안겨주고 끝나기 쉽다. 차라리 당신이 날씬하고 건강하다고 느끼는 범위를 정하고 다이어트를 하는 것이 낫다. 몸무게를 굵은 숫자로 표시해주는 디지털 체중계 주변을 서성이지 않아도 되고, 당신은 그저 자신의 느낌대로 해나가면 된다. 장담하건대 이렇게 하나 저렇게 하나 3~4킬로그램 정도는 알아챌 수도 없고, 크게 문제가 되지도 않는다. 그리고 이 방법은 압박감을 떨쳐준다. 체중계는 방향을 알려주는 길잡이로만 사용하고, 올바른 길을 찾을 때는 직감을 따르자.

꾸준히 계속해라

작년에 친구의 열여덟 살 난 딸이 나에게 전화를 걸어 급히 만나고 싶다고 했다. 그녀는 "너무 무서워서 어떻게 해야 할지 모르겠어요. 아줌마와 이야기를 해야겠어요"라고 말했다. 나는 무슨 일인지 금방 눈치챘다. 때는 1월이었고, 일주일쯤 뒤 학교 졸업식이 예정돼 있었다. 친구 딸은 지난 두 달 내내 방에 틀어박혀 공부하면서 몸에 좋지 않은 온갖 음식을 입속에 쑤셔 넣고 살았다. 당신도 이제 감을 잡았을 것이다.

응급 상황은 내가 생각한 것과 정확하게 들어맞았다. 그녀는 닷새 만에 5킬로그램을 빼기를 원했다. "사리 드레스를 입어야 해서, 허리가 잘록하게 보여야 해요"라며 훌쩍였다. 나는 그것이 불가능한 일이라고 이야기해줬다. 그리고 솔직히,

꼭 필요한 일도 아니었다. 졸업식에서는 행복하고 생기 있게 보여야지, 시들시들하고 칙칙하게 보여서야 되겠는가. 갑작스러운 감량은 그렇게 만들 수도 있다. 고맙게도 친구 딸은 내 말을 이해했다. 그리고 앞으로 한두 달 동안 살을 더는 찌우지 않고 4~5킬로그램을 빼기 위해 일상생활과 식이요법에 몇 가지 실용적인 변화를 시도하자는 데 동의했다.

한번 생각해보자. 날씬해지는 것과 날씬함을 유지하는 일은 끝없이 지속하는 과정이다. 묘책이 없을뿐더러, 어쩌다가 묘책을 찾는다고 해도 별 효과가 없을 것이다. 지속적이고 긍정적으로 생활방식을 변화시키는 것만이 제대로 된 결과를 가져온다. 긴 안목으로 볼 때 계속해야 하는 일이라는 사실을 안다면, 바르게 하는 것이 마땅하다. 그렇게 하는 데 도움이 되도록 몇 가지 팁을 알려주겠다.

현실적으로 생각하자 마음속에 현실적이고 실현 가능한 체중 감량 목표와 운동 목표를 정해놓자. 체중 증가가 하룻밤 사이에 일어난 일이 아니듯이 체중 감량도 하룻밤 사이에 되지 않는다. 한 번에 한 단계씩 운동 계획을 세워 실행하자. 대신, 너무 엄격하게 굴지는 말자. 만약 당신이 일상에서 모든 길티 플레저(guilty pleasure, 죄책감을 느끼거나 하면 안 된다는 사실을 알지만 자신에게 만족감을 가져다주는 것 또는 행위)를 없애버리면, 가까운 미래에 당신은 파괴적인 폭식으로 인도될 것이다. 그러므로 적당한 계획을 세워 따르자.

계획을 쪼개자 크고 벅찬 계획은 실행하는 데 큰 문제가 된다. 대부분 일이 마찬가지지만, 체중 감량 목표 역시 더 작은 부분으로 쪼개면 도움이 된다. 그렇게 하면 부담을 느끼지 않고 하나씩 하나씩 성사해나갈 수 있다.

자신에게 관대해지자 체중을 조절하는 계획을 따를 때 종종 미끄러지고 넘어질 텐데, 이는 지극히 당연하다. 어떤 사람도, 그리고 어떤 일도 계획했던 대로 항상 정확하게 실행할 수는 없다. 때때로 흔들릴 것이다. 만약 너무 해이해져서 목표에 다다를 수 없다고 생각되거나 유혹이 너무 강해 견디기 힘들다 하더라도 너무 책망하지 말자. 더욱이 이런 유혹을 변명으로 삼진 말자. 넘어졌더라도 자신을 믿고 다음으로 나아가자. 한 번 실패했다고 해서 세상이 끝난 것은 아니다. 숨을 깊이 들이마시고 심기일전해 다음 날부터 다시 계획대로 생활하면 된다. 실패에서 배우면 재앙을 피할 수 있다.

긍정적인 면에 집중하자 "오늘 걷기를 하지 않았어"와 같은 부정적인 생각을 곱씹는 대신, "이번 주에 세 번이나 걷기 운동을 했으니 분명 더 나아졌을 거야"라고 말하자. 그리고 다음 날은 꼭 걷기 운동을 하자.

자기 암시를 사용하자 자신에게 "나는 할 수 있어!"라고 반복해서 말해주자. 긍정적인 자기 대화는 실제로 몸과 마음을 자기 뜻대로 움직이게 해준다. 자기 암시는 마법처럼 작용한다. 자신이 그 일을 성취하기를 얼마나 간절히 바라는지 되뇔수록 미래는 밝아질 것이다.

계속 상기하자 목표와 행동 계획을 쪽지에 써서 잘 보이는 곳에 붙여놓고, 하루에 몇 번씩 들여다보자. 냉장고나 욕실 거울이 가장 흔한 장소인데, 차 계기판에도 붙여둘 수 있다. 이렇게 하면 목표와 계획을 계속 상기할 수 있다.

스트레스를 받으면 왜 살이 찔까

스트레스를 받으면 식욕을 잃는 사람들도 있지만, 불행히도 그런 이들은 매우 적다. 대부분 사람은 엄청나게 먹어치우는 것으로 스트레스를 풀려 한다. 그런데 여기서 중요한 문제는 칼로리가 아니다. 오히려 스트레스가 체중 증가와 더 긴밀하게 연결되어 있다. "저는 스트레스를 즐겨요"라는 말을 수많은 사람에게서 항상 듣는다. 나는 그들에게 "당신의 지방세포 역시 스트레스를 즐긴답니다"라고 말해주고 싶다. 스트레스를 쌓아두지 말고, 빨리 날려버리자.

스트레스는 체중 증가와 명백하게 관련되어 있다. 우리 몸은 위협적인 상황, 즉 스트레스받는 상황에 처하면 투쟁-도피(fight or flight) 호르몬인 아드레날린을 분비한다. 아드레날린은 체지방의 신진대사를 촉진해 에너지를 방출하고 식욕을 억제한다. 그러다가 위협 요인, 즉 스트레스가 사라지면 스트레스 호르몬인 코르티솔이 대량으로 분비된다. 코르티솔은 우리 몸에 '바닥 난' 에너지를 대체할 수 있도록 식욕을 증진하는 호르몬이다. 그 결과 스트레스가 물러가면 우리는 실제 사용한 적도 없는 에너지를 대체하기 위해 더 먹게 된다. 더 나쁜 소식은 지속해서 스트레스를 받으면 코르티솔 호르몬이 더 높은 수준으로 분비된다는 사실이다. 이는 우리 몸의 신진대사 작용을 늦추고 지방의 체내 축적을 부추긴다.

직장에서 상사가 터무니없는 일을 시키든, 동료와 관계가 좋지 않든, 그 밖에 어떤 유쾌하지 못한 문제를 겪든 간에 스트레스를 받으면 우리 몸은 그에 대한 반응으로 코르티솔을 생산한다. 그러므로 살이 찌는 것을 막기 위해서는 스트레스를 줄이는 것이 칼로리를 조절하는 만큼이나 중요하다.

그렇다고 해서 "정말? 그렇다면 난 이제 포기할래. 스트레스 때문에 먹게 되고, 스트레스 때문에 살이 찐다니. 내가 할 수 있는 일이 없잖아!"라고 한다면, 그것은 정말 오산이다. 이 문제에 관해 진실은 오직 자신만이 자신의 스트레스를 물리칠 수 있다는 것이다. 누구든 스트레스를 다스리고, 스트레스를 피해서 일하고, 스트레스를 아주 멀리 던져버릴 수 있다. 그러니 해보자.

통제력을 회복하자 어떤 상황에 심각하게 반응하거나 막 그렇게 되려고 할 때, 그리고 냉장고나 과자 봉지가 있는 쪽으로 몸이 저절로 향할 때 잠시 멈춰 서자. 그 자리에서 숨을 서너 번 깊이 들이마시고 내쉬자. 그러고 나면 반응을 훨씬 더 잘 통제할 수 있다. 마음에 쉼표가 찍히고 충동이 조금이라도 잦아들었다면, 다른 쪽으로 곧장 발길을 돌리자.

스트레스를 줄이는 간단한 방법 운동은 스트레스를 줄이고 휴식을 촉진하는 좋은 방법이다. 규칙적으로 유산소 운동을 하면 단기적으로는 물론 장기적으로도 감정을 완화하는 데 효과가 있다. 화가 치밀거나 말할 수 없을 정도로 배고픔이 느껴진다면 잠깐 빠른 걸음으로 걷거나 달려보자. 계단을 오르내리는 것도 좋다. 이 방법은 '위험 지대'를 헤쳐나가는 데 도움을 줄 뿐 아니라 기분도 좋게 해준다.

살과의 전쟁에서 승리할 것으로 보이는 사람들에게는 한 가지 공통점이 있다. 스트레스를 처리하는 대응 기제를 가지고 있다는 것이다. 그들은 음식이나 술을 찾는 등 스트레스를 떨치는 데 전혀 도움이 되지 않는 행동을 하는 대신, 친구를 만나거나 산책을 하거나 책을 읽는다. 즉, 먹는 일은 절대 하지 않는다.

내 친구는 살을 빼는 데 도움이 된다고 확신하는 요가와 필라테스 스트레칭을 한다. 또 한 친구는 우울한 기분이 들 때면 줌바 댄스 DVD를 켜놓고 춤을 춘다. 한 직장 동료는 책상에서 일어나 잔에 따뜻한 물을 채우고 녹차 티백을 담근 다음, 책상을 벗어난 곳에서 차를 마시며 위안을 찾는다. 나는 언제나 그가 더 상쾌해진 기분으로 자리에 돌아오는 것을 봤다. 한 친구의 딸은 물리학에 나오는 숫자들이 자신을 괴롭힐 때면 자기가 가장 좋아하는 코미디 시리즈를 다시 돌려본다. "한 편만 봐도 기분 전환이 돼요"라고 그 애는 말한다.

당신도 자신에게 맞는 방법을 찾아라. 스트레스를 무시하거나, 더 나쁘게는 스트레스가 쌓이게 내버려 두지 마라. 당신의 멋진 몸을 위해, 그리고 그 밖의 많은 것을 위해!

먹은 것을 잊지 마라

사람들은 보통 자기 자신이 그릇에 담기는 음식에 극도로 신중하고 입에 들어가는 음식에 주의를 기울인다고 생각한다. 하지만 사실은 '음식 기억상실증', 즉 야금야금 먹었던 것을 기억하지 못하는 증세를 가지고 있다. 이는 다이어트를 완전히 망쳐버릴 수 있다.

한번은 한 남자 고객이 진심으로 당혹스러워하며 나를 찾아온 적이 있다. 그는 이렇게 말했다. "저는 음식을 아주 체계적으로 섭취합니다. 규칙적으로, 아주 건강한 음식을 먹죠. 몸을 생각해서 정크푸드에는 손도 대지 않아요. 그런데도 늘어난 체중이 도무지 빠질 생각을 하지 않는군요."

고객과의 문진 검사를 끝낸 후, 나는 고객에게 식습관이 꽤 정돈된 것처럼 들린다고 말해줬다. 그가 해준 대답만 살펴보면, 고객의 아침·점심·저녁 식사와 저녁 간식은 꽤 규율이 잡혀 있었고 음식은 대부분 집에서 만든 건강한 것들로 구성되어 있었다. "멋지군요." 내가 말했다. "지금까지는 아주 좋아요."

하지만 과연 그 고객이 내가 질문한 대로 '아침에 눈뜰 때부터 저녁에 잠들 때까지 먹었던 음식'을 하나도 빠짐없이 세세하게 대답해줬을까?

이윽고 나는 그가 거의 모든 식사 후에 차를 한 잔씩 마실 뿐 아니라, 일하며 고객을 만나는 동안에도 때때로 차를 마셔 하루 8~9잔의 차를 매일 마신다는 사실을 발견했다. 차 한 잔에는 약간의 우유와 각설탕 두 개가 들어 있다(각설탕 한 개는 4~5그램이다). 따라서 차 한 잔은 대략 45~50칼로리다. 이것을 계산해보면, 하루에 50칼로리씩 8잔이니 총 400칼로리를 더 섭취하는 셈이다. 한 달 동안에는 400칼로리씩 30일로 계산해서 총 1만 2000칼로리를 더 섭취하는 것이다.

그러고 나서 우리의 대화는 다음 범인인 비스킷으로 옮겨갔다. 비스킷을 조금씩 먹는 그의 행동은 다음과 같이 행해졌다. 그는 오전에 차를 마시며 두세 개, 저녁에 차를 마시며 서너 개, 그 밖에도 차를 마실 때마다 두 번에 한 번꼴로 한두 개씩을 먹어 매일 총 열 개에 달하는 비스킷을 먹었다. 비스킷은 하나당 30(크래커)에서 70(크림비스킷)칼로리다. 낮게 잡아 계산한다고 해도, 그는 악의 없고 보잘것없는 한입 한입을 통해 400칼로리 정도를 더 섭취한 셈이다. 여기서도 한 달에 총 1만 2000칼로리가 추가된다.

우리는 검사를 통해 그 고객이 자신도 모르는 사이 매달 2만 4000칼로리를 섭취하고 있다는 사실을 발견했다. 어마어마하고 무시무시한 양이다. 그는 충격을 받았지만, "제가 매일 그렇게 많은 비스킷을 먹고, 그렇게 많은 차를 마시고 있다는 것을 알지 못했습니다"라며 사실을 받아들였다. 그는 식사량과 식사 칼로리는 꼼꼼히 살폈지만, 자신의 모든 노력을 물거품으로 만든 이런 군더더기 칼로리는 완전히 간과하고 있었다. 사실상 체중을 줄이는 게 아니라 늘리고 있었던 것이다.

다만, 차 자체에는 아무 문제가 없으니 오해하지 않았으면 한다. 스트레스를 받으면 우리 몸에 활성산소가 과도해지는데, 차는 이를 없애는 항산화물질을 함유한 아주 건강한 음료다. 나도 차 마시는 것을 아주 좋아한다. 하지만 좋은 것도 너무 지나치면 나쁠 수 있다. 적당하게 하루 두세 잔 정도만 마시자.

체중이 1킬로그램 증가하는 데에는 7000칼로리가 필요하다는 사실을 이해하길 바란다. 2만 4000칼로리를 섭취했으니 그는 한 달에 3~3.5킬로그램을 늘렸으며, 매달 이 정도로 살이 쪄왔다는 사실을 알 수 있다. 그는 식습관을 엄격하게 지키고 운동을 해서 균형을 맞췄다고 했지만, 과잉 섭취한 칼로리가 체내에 계속 쌓이고 있었던 것이다. 이는 아무 생각 없이 먹는 행위가 얼마나 위험한지 보여주는 것으로, 대부분 사람이 항상 하는 행동이기도 하다.

체중 감량의 원리는 굉장히 간단하고 단순한 산수다. 다시 말해 칼로리를 소모하는 양보다 더 많이 섭취하면 몸무게가 늘어나고, 소모하는 양보다 더 적게 섭취하면 몸무게가 줄어든다. 덧붙여 말하자면, 살에 관한 모든 것이 칼로리의 '섭취'와 '소모'라는 계산으로 간단하게 설명될 수는 없다. 이 밖에도 중요한 요인이 많으므로, 칼로리에만 너무 집착하지 말라고 강하게 주장하는 바이다. 하지만 칼로리 역시 어느 정도 관리하며 확인할 필요는 있다.

인터넷, 특히 구글 덕분에 이제는 많은 사람이 칼로리를 계산해낸다. 하지만 앞에서 소개한 고객의 사례처럼 대다수는 식사에서 얻은 총칼로리만을 합산하고 간식은 완전히 빠뜨리는 실수를 범한다. 비단 차와 비스킷만이 아니다. 자기도 모르게 음식을 입에 넣는 일이 많다. 친구와 쇼핑하러 다니면서 친구가 들고 온 과자를 아무 생각 없이 몇 개 집어 먹는 행위, 친구의 버거를 한두 입 얻어먹는 행위, 아이가 남긴 점심을 싹싹 긁어 먹는 행위가 이런 계산되지 않은 무수한 칼로리에 포함될 수 있다. 직장 동료가 권한 바르피(barfi, 우유를 굳혀서 만든 달달한 과자) 한 조각, 여동생 접시에서 냉큼 집은 사모사(samosa, 삶은 감자에 마살라를 첨가해 만든 만두 튀김) 반 개, 토요일 밤 남편과 함께 먹는 콜라 한 잔을 곁들인 인스턴트 국수 요리도 있을 것이다. 감자튀김 몇 개는 100칼로리, 사모사 반 개는 125칼로리, 피넛 치키(peanut chikki, 땅콩을 으깨 가공하지 않은 설탕과 섞어 만든 과자) 한 조각은 50칼로리, 그리고 바르피는 무려 250칼로리나 된다.

평소 아무 생각 없이 먹는 음식, 즉 '먹은 다음에 잊어버린 음식'을 생각해낸 후 그것을 식사를 통한 칼로리 섭취량에 더해보라. 이것이 제대로 된 계산이다. 이제야 당신은 어째서 체중이 줄지 않는지 답을 찾았을 것이다. 또한 지난주 힘들게 칼로리를 모두 소모했는데 체중계가 꼼짝도 하지 않는 이유를 알았을 것이다. 그러니 진실을 직시하자.

이런 기억상실증을 왜 겪는지 궁금한가? 다음을 한번 생각해보자. 음식에 관련한 의사결정을 우리는 하루에 몇 번이나 할까? 열 번? 열두 번? 스무 번? 우리는 음식에 관한 의사결정을 하루에 200번도 넘게 한다. 그리고 그중 많은 결정이 무엇을 먹을지에 관한 것이다. 이렇게 많은 선택을 우리가 하고 있다니! 무심결에 먹고 그 사실을 대부분 잊어버리는 것도 그리 놀랄 일이 아니다.

여기에 '산만한 식사'라는 또 다른 회색 지대가 있다. 산만한 식사 또한 부주의하게 많이 먹게 하는 또 하나의 요인이다. 음식을 먹으면서 친구와 수다를 떨거나 TV를 보거나 책을 읽거나 전화통화를 하는 행위는 자신이 얼마나 먹는지 살피는 일을 방해한다. 그래서 문득 정신을 차리고 이렇게 외치게 된다. "정말 내가 팝콘 한 봉지를 다 먹어 치운 거야?"

TV를 식사 장소에서 멀리 떨어진 곳으로 옮겨야 한다고 주장하는 사람이 많은데, 나도 그중 한 명이다. 자기도 모르게 음식을 먹는 버릇이 들기 때문이다.

그렇다면 우리는 무엇을 해야 할까?

집중하자 자신이 무엇을 먹는지 항상 주의를 기울이자. 이 간단한 단계가 불필요한 칼로리로부터 당신을 구할 것이다.

앉아서 먹자 한자리에 앉아 식사량을 정해서 먹자. 절대로 음식을 손에 들고 돌아다니며 먹지 말자. 앉아서 먹으면 몸속으로 들어가는 것을 놓치지 않고 모두 계산할 수 있다.

기록하자 식사 일지를 계속해서 쓰면서 당신이 먹은 모든 것을 신중하게 기록하자. 얼마 동안 이렇게 하면 자동으로 의식적인 식사가 이뤄질 것이다.

군것질을 어렵게 만들자 맛있지만 먹자니 죄스러운 간식이 집에 있다면 찬장의 손이 닿지 않는 아주 높은 곳에 놓아두자. 절대로 투명한 병에 보관하지 말자. 더 좋게는, 아예 사지 말자. 집에 간편하게 먹을 수 있는 음식이 있으면 언젠가는 먹게 된다.

입속에 들어가는 음식에 주의해라. 야금야금 주워 먹는 것도 칼로리에 포함하자. 만약 무언가를 먹어야겠다면, 가능한 한 더 건강한 음식을 고수하자.

높은 수준의 동기를 만들어라

동기부여야말로 모든 것을 푸는 열쇠다. 동기가 없으면

계획한 것을 하루도 지속할 수 없는 데 반해, 동기가 있으면 고난에 부닥쳐도 능히 뛰어넘을 수 있다. 행동과학자들 역시 어떤 일을 성취하는 데는 동기가 필수라는 사실을 밝혀냄으로써 나의 이 믿음을 뒷받침해줬다.

더욱이 살을 뺀다는 건 매우 어려운 과업이다. 당신의 동기 수준이 당신의 생각, 의사결정, 효율성에 영향을 미친다. 동기 수준이 높으면 이 세 가지가 당신을 부정적 성향에서 멀어지고 생산적 성향에 가깝게 해 목표로 하는 바를 끝내 이루도록 이끈다. 이것이 바로 동기와 결과의 상관관계이며, 매우 중요한 부분이다.

동기를 유지하기란 힘든 일이다. 하지만 일단 방법을 터득하고 나면 그 후로는 즐길 수 있다. 동기가 있으면 즐겁고 행복해지며, 이는 즐겁게 시간을 보내는 것과 다르지 않다. 지금 하는 일이 재미있고 큰 보상이 따르는 일이라고 상상하자. 정신세계에서 동기 부분을 만드는 것이야말로 자기 자신을 붙들 수 있는, 잃을 것 없는 거래다.

하지만 자신을 계속 다독인다는 게 말처럼 쉬울까? 정말 쉽다. 다음의 몇 가지만 기억하자.

자신에게 보상하자 조금이라도 성과를 이뤘을 때는 반드시 자축하자. 자신에게 새 옷을 사주거나 영화나 콘서트, 연극 티켓을 선물하자. 조언하자면, "5킬로그램을 빼야지. 그러고 나서는……"이라며 숫자에 집착하지 말자. 그 대신에 "한 주 동안 튀긴 음식을 먹지 않겠어. 성공하면 새 옷을 사야지" 또는 "두 달 동안 술을 끊겠어. 성공하면 하와이에서 휴가를 보내야지", "만약 석 달 동안 매일 30분씩 운동하면 휴대전화를 새로 사겠어"라는 식으로 좋은 습관을 좋은 목표와 연결하자. 일을 해내면 보상을 받아야 공평하다.

큰 행운을 기다리기보다 매일 작은 전투에서 승리하고 이를 맘껏 누리자. 2차 회식 자리를 성공적으로 거절했는가? 그렇다면 새로 나온 이어폰을 사거나 비싼 발 관리 서비스를 받자. 자기 자신을 아끼며, 매 순간의 노력에 박수를 보내고 칭찬하자. 이것은 자신감과 용기를 더해줘 당신이 다음 단계에서도 계획을 열심히 수행할 수 있게 해준다.

낙관적으로 사고하자 낙관적으로 사고하는 것은 생각보다 큰 효과가 있다. 낙관적인 태도는 성공을 불러오며, 성공은 계속 동기가 부여된 상태에 있도록 돕는다. 즉, 낙관과 성공이 선순환을 이어간다.

영감을 얻자 다이어트에 성공한 사람이나 건전한 충고가 담긴 책, 또는 인터넷과 TV에서 얻을 수 있는 유용한 정보를 통해 영감을 얻자. 이것은 별다른 노력을 들이지 않고도 다른 사람의 능력과 경험을 내 것으로 만드는 좋은 방법이다. 하지만 비현실적인 이미지는 피해야 한다. 잡지 표지에 실린 성냥개비처럼 마른 여성이나 탄탄한 근육질 남성의 사진을 보며 숭배하는 것은 도리어 역효과를 낳을 수 있다.

마음속에 그려보자 이상적 몸매를 가진 자신의 이미지를 만들어서 목표 체중에 도달할 때까지 계속해서 그 모습을 떠올리자. 젊었을 때 날씬했던 사진을 책상 앞에 붙여두고 계속 당신을 자극하게 한다면, 큰 도움이 될 것이다. 지금은 꽉 끼어 입지 못하지만, 옛날에 즐겨 입던 청바지를 옷장 앞에 걸어두는 것도 도움이 된다. 몸무게와 함께 몸의 치수를 정기적으로 점검하고 기록하는 것도 좋다. 체중계 바늘이 가리키는 숫자는 줄지 않았어도 팔다리나 허리둘레 치수가 줄었을 수 있기 때문이다. 종종 허리둘레가 줄어드는 것이 1~2킬로그램 줄어드는 것보다 더 큰 동기를 유발할 수도 있다.

과거 나의 고모는 임신하려면 10킬로그램을 빼야 한다는 말을 들었을 정도로 뚱뚱했다. 고모는 간절하게 아이를 원하면서도 살을 빼려고 몇 번 어설프게 시도하다가 실패했다. 그러더니 결국 "나는 영원히 살을 못 뺄 것 같아. 어쩌겠어, 이렇게 생겨먹은걸"이라며 다소 과장된 말투로 이 모든 것을 포기하겠다고 선언했다. 나는 고모의 대학 시절 사진, 그러니까 굉장히 날씬한 몸매의 고모가 축제 때 세련된 검정 드레스를 입고 있는 사진을 스캔해 이메일로 보내줬다. 고모는 "아니, 이 게 누구야?"라며 놀라워했고 이후 상황은 빠르게 변했다. 이 튿날 아침 나는 조깅을 하던 중에 뭔가 작정한 듯 운동화 끈 을 질끈 동여매고 활기차게 걷고 있는 고모를 만났다. 마음속 에 그림을 그려보는 힘이란 바로 이런 것이다.

의욕을 상실하게 하는 모든 신호를 찾아내자. 부정적 자 기 대화, 낮은 자존감, 실패에 대한 두려움 같은 악령들은 창 밖으로 던져버리자. 살을 빼는 데 실패한 사람들은 대개 자신 감이 부족하다. 실패할까 봐 너무나 두려워한 나머지 실패하 고 마는 것이다. 이런 덫에 걸리지 않도록 조심하자.

뇌를 다시 훈련해라

'튀김(fry)=지방(fat)=뚱뚱함(fatter)'이라는 간단한 연상 공식 을 뇌에 학습시키는 작은 훈련부터 시작해보자. 이 공식을 계 속해서 되뇌어보자. 당신은 머지않아 카초리(kachori, 콩을 양념해 밀 가루를 입힌 후 기름에 튀겨 만든 인도 과자) 같은 '튀김' 음식 사진만 봐도 기름이 뚝뚝 떨어지는 '지방'이라는 단어가 맨 먼저 머릿속에 떠오르고, 더 '굵어진' 허리 이미지가 눈앞에 번쩍하고 나타나 는 경지에 이를 것이다.

우리의 미각과 사고는 맛있는 음식만을 좇도록 오랫동안 단련돼왔다. 그 결과 엄청난 칼로리를 함유한, 건강에 좋지 않은 음식을 좋아하게 됐다. 하지만 이렇게 작동하고 있는 회로 일부를 꾸준히 고쳐 몸에 좋지 않은 음식에 대한 사고방식을 바꾼다면 어떨까? 결국 사고를 제어해야만 몸이 응답할 테니 말이다.

이 방법을 쓰면 튀김 먹는 것을 완전히 자제하지는 못할지라도 선택하는 법은 틀림없이 배우게 될 것이다. 저 기름 범벅인 파라타(paratha, 밀가루 반죽에 정제한 버터를 발라 납작하게 구운 인도 빵)를 먹을 만한 가치가 있을까? 이런 의문을 품기 시작했다면 당신은 선택을 하기 시작한 것이며, 갈수록 올바른 선택을 자주 하게 될 것이다.

이미지를 연상하거나 단어의 리듬을 활용하는 것도 도움이 된다.

감미료=유감 시럽이나 설탕 같은 감미료를 함유한 음식을 나중에 후회하는 상황과 관련지을 수 있다. 조금 더 강한 자극이 필요한가? 그렇다면 수시로 혈당 검사와 혈액 검사를 받고, 엄격히 제한된 식단의 식사를 해야 함은 물론, 어지럼증을 비롯해 여러 증상을 수반하는 당뇨합병증에도 연결해보라. 분명 효과가 있을 것이다.

리듬으로 연상하자 '포테이토 칩' 대신 '파파야 친구'를 사귀자. '브로콜리'는 '반갑고', '버거'는 '버겁다.' '시금치'는 '씩씩하고', '초록 음식'은 '착하다.'

부정 연상을 사용하자 '사탕'은 '살찌고', '피자'는 '피둥피둥해진다'처럼 부정적인 연상도 만들어보자.

음률 맞춤 기법이나 그림 연상 기법은 많은 분야에서 아주 효과적으로 사용된다. 살 빼는 일에 쓰지 못할 이유가 어디 있으랴. 자기만의 긍정 연상과 부정 연상을 만들어보자. 계속해서 몇 가지 정도를 만들어보자. 만들어낸 연상 공식을 규칙적으로 되뇜으로써, 당신을 뚱뚱하게 하는 사고방식에서 날씬하게 하는 데 도움을 주는 사고방식으로 바꿔가자. '연습'하면 '완벽'해질 것이다.

~

두 개의 일지를 써라

우리는 대개 읽은 내용은 잊어버려도 자기가 직접 쓴 내용은 잘 잊지 않는다. 식사 일지와 운동 일지를 꾸준히 쓰는 것이 도움 되는 이유가 바로 이것이다.

식사 일지

일지에 먹은 음식을 적자. 그 음식을 언제(시각), 어디에서 (장소), 얼마나(양), 왜(이유) 먹었는지 자세히 기록하자. 특히 당신 이 잘못된 길로 빠졌다고 느낀 지점이 어디인지를 기록하자. 식사 일지는 여러모로 쓸모가 있다.

무언가를 기록하는 것은 자신을 단련하는 행동이다. 하루 나 한 주를 마감하면서 자필로 쓴 '길티 플레저'는 효과적인 억제제로 작용한다. 일지에 기록한 내용이 머릿속에서 무의 식적으로 작동해 당신의 행동을 자제하는 것이다. 이 방법을 쓰면, 불필요한 간식을 먹는 행동을 곧바로 완전히 멈추지는 못할지라도 어느 정도는 길들일 수 있다. 내 여동생이 실제 사 례다. 여동생은 식사 일지에 '초콜릿'이라는 단어가 너무 자주 등장하는 것을 보고 결국 초콜릿 섭취를 줄였다. "이제는 초 콜릿을 집어 들면 일지에 초콜릿이라는 단어를 써야 한다는 게 떠올라서 다시 생각하게 돼."

일지를 쓰면, 자신이 가장 좋아하지만 자기에게 '위험한 시간'이 언제이고 '위험한 음식'이 무엇인지 이해할 수 있게 된다. 예를 들어 좋아하는 TV 프로그램이 재방송하는 날 저 녁에는 어김없이 간식을 먹게 된다든가, 사모사나 기름에 튀 긴 남킨(namkeen, 잘게 잘린 스파게티 면발처럼 생긴 밀가루 반죽을 튀긴 후 향신료를 버무려 만든 과자)이나 라두(ladoo, 달콤한 인도식 디저트)의 유혹에 자신이 특히 취약하다는 사실을 알게 된다. 일단 살을 찌게 하는 주범이 무엇인지 그리고 생각 없이 먹어댄 이유가 무엇인지 정확히 짚어내기만 하면, 그것들을 막는 방법을 찾기는 훨씬 쉬워진다.

예를 들어 토요일 저녁마다 TV를 보면서 아무 생각 없이 야금야금 먹는다는 사실을 알았다면, 그런 유혹 또는 습관에 대비해 몸에 좋은 간식을 가까운 곳에 놓아두자. 일지에 당신이 직장에서 돌아올 때마다 에너지가 부족하고 녹초가 됐다고 느껴 쿠키를 집어 먹었다고 쓰여 있으면, 쿠키 통을 숨기고 과일을 먹기 좋게 잘라 냉장고에 넣어두자. 어쨌거나 먹어야 한다면, 차갑고 싱싱한 과일이 쿠키보다 훨씬 낫지 않겠는가.

결정적으로, 이런 사소한 기록은 우리 스스로 몸을 책임질 수 있게 도와준다. 한 주 동안 튀긴 음식을 먹지 않기로 했나? 그 계획을 잘 따랐는지 어떤지를 일지에서 확인할 수 있다. 매일 저녁 8시에 저녁을 먹기로 했나? 일지에 쓴 내용과 대조해 점검해보자. 그 밖의 것들도 얼마든지 확인해볼 수 있다. 체중 감량을 함께 하고 있는 파트너 또는 친구에게 식사 일지를 보여주면서 실천한다면, 더 큰 효과를 볼 수 있다.

운동 일지

당신이 써야 하는 두 번째 일지는 바로 운동량을 기록하는 운동 일지다. 운동 일지는 훈련 교관과 같은 책임감 수준으로 작용하면서 훌륭한 동기 유발 도구와 참고서가 될 수 있다.

최소한 하루에 한 번 몸을 움직이며 운동할 수 있는 창조적인 방법을 찾자. 자동 세차보다 손 세차를 하고, 식료품을 사러 마트를 갈 때도 걸어서 가자. 5층에서 근무하는 동료를 만나러 갈 때는 계단을 이용하고, 점심시간에 친구가 쇼핑하러 간다고 하면 얼른 따라나서 쇼핑하는 걸 도와주자. 옷장을 수시로 정리하고, 요리를 할 때는 음악 소리를 크게 높여 춤을 추면서 하자. 그 모든 일을 운동 일지에 적으면, 자기만의 새로운 운동 아이디어가 된다. 이 작은 노트는 운동에 관한 아이디어를 제공하는 기준점이 될 수 있다. 오늘 어떤 운동을 해야 할지 잘 모르겠다고? 그냥 운동 일지를 아무 데나 펼쳐서 언젠가 재미있게 했던 운동을 반복하자.

당신이 정직하게 쓴다는 전제 조건이 필요하긴 하지만, 일지 쓰기는 무척 효과 높은 방법이다.

음식에 위로받지 말자

어처구니없는 일을 겪어서 속이 부글부글 끓는가? 그렇다고 해서 쿠키에 손대진 말자. 사모사를 먹는 것은 더 나쁘다. 친구 때문에 화가 났나? 그렇다고 홧김에 도넛을 우적우적 씹어 삼키진 말자. 시험을 앞두고 벼락치기를 하거나 발표를 앞두고 준비하면서 무심결에 감자칩을 집어 먹는 일도 그만두자. 음식을 위안으로 삼는 건 이제 그만, '에너지와 영양 공급'이라는 본연의 목적으로만 이용하자.

배고픔이 아닌 다른 이유로 음식을 입에 넣는 행동은 식사 행위가 아니다. 그것은 이른바 '정서적 섭식 행동'일 뿐이다. 어쨌든, 바지아(bhajia, 채소튀김 요리) 한 접시가 당신이 처한 문제를 해결해주지는 않는다. 기껏해야 그 문제를 몇 분간 미뤄줄 뿐이다. 그리고 하루 필요 칼로리의 절반을 더 섭취한 데 따르는, 죄책감이라는 또 하나의 숙제를 안길 뿐이다. 게다가 이런 섭식 행동은 건강하지 못한 순환을 촉발한다. 감정 때문에 더 많이 먹고, 더 많이 먹어서 자책하고 기분 나빠하며, 기분이 나빠져서 다시 과식하게 된다.

그러므로 위안을 얻으려고 음식을 먹지는 말자. 물리적 배고픔과 정서적 배고픔의 차이를 이해하자. 분명히 가장 좋은 전략은 당면한 문제를 해결하는 것이다. 스트레스나 지루함, 걱정, 불쾌함, 분노 등을 없애거나 다스리는 것 말이다. 다행인지 불행인지 모르겠지만, 음식은 사실상 그 문제를 해결해주지 못한다. 음식은 당신과 언쟁했던 직장 상사와의 관계를 개선해주지 못한다. 옛 애인이 잘못을 싹싹 빌며 당신에게 돌아오게 해주지도 못한다. 근본 원인을 찾아 직시하고 해결하자.

그렇다면 정서적 섭식 행동을 어떻게 멈출 수 있을까?

정서적 배고픔을 알아차리자 서서히 나타나는 물리적 배고픔은 어느 정도 참을 수 있지만, 갑자기 나타나는 정서적 배고픔은 즉시 만족시키길 요구한다. 실제로 배가 고프면 어떤 음식으로도 허기진 배를 채울 수 있지만, 정서적으로 배가 고프면 자신에게 위안을 주는 음식만 효과가 있다.

유혹을 멀리하자 건강에 나쁜 음식을 주변에 두지 말자. 만약 무언가를 먹어야겠다면, 당근이나 크림 요구르트를 먹는 것이 더 나은 선택이다. 아니면 계핏가루를 뿌린 핫초코 한 잔은 어떨까? 내 생각으로는 이런 음식이 포장지에 담겨 있는 어떤 괴물보다 언제든지 더 낫다.

스트레스를 다스리자 지루함을 견디자. 계속 바쁘게 움직이고 분노를 다스릴 수 있는 효과적인 방법을 마련하자. 지루함과 분노를 없애는 방법으로 음식을 가까이하진 말자.

대안을 마련하자 산책을 하거나 친구에게 전화를 걸어 수다를 떨자. 세차하러 나서거나 거품 목욕을 하자. 심호흡을 하거나 좋아하는 음악을 듣자. 위안을 얻으려고 군것질을 할 바에는 생뚱맞은 옛날 코미디 영화를 보는 것이 차라리 낫다.

실패의 경험에서 배우자 어제 기분이 안 좋아서 과식을 했는가? 그럼, 이제 다시 전진하자. 경험에서 배우자. 어제 게걸스럽게 먹었던 아이스크림 통을 냉장고에서 치우자. 따분한 주말 오후를 즐겁게 보낼 방법을 꼭 찾자. 이웃집 아이를 가르칠 수도 있고 폴 댄싱 수업에 참여할 수도 있다. 또는 기타를 배울 수도 있다. 새롭게 다시 시작하자.

마지막으로 일지 쓰기를 시작하자. 당신이 먹은 것과 먹은 이유에 관해 적는 것은 정서적 섭식 행동을 막아주는 강력한 도구다.

자책할 필요는 없다

좋아하는 아이스크림을 먹으면 혹시 죄책감이 들지 않는가? 장담하건대, 분명히 죄책감을 느낄 것이다. 우리는 자책하기를 좋아하며, 양심의 가책을 느끼도록 설계됐다고 봐도 무방하다. 하지만 그런 습관은 떨쳐버리자.

당신이 들으면 기뻐할 소식인데, 초콜릿 아이스크림을 다 먹고 난 뒤 가차 없이 자신을 책망하기보다는 차라리 아주 기꺼운 마음으로 즐기며 먹는 편이 더 낫다. 왜냐하면 우리가 즐거움을 느낄 때, 몸에서 생성되는 엔도르핀이라는 호르몬이 지방 분해를 촉진하기 때문이다. 게다가 아주 달콤한 케이크를 먹었을 때처럼 좋은 느낌을 주는 엔도르핀은 체지방을 연소하기까지 한다. 더 많은 엔도르핀이 분비될수록 우리 몸의 칼로리 소모 능력은 더 좋아진다. 그러니 죄책감을 느끼는 일은 이제 그만두자.

죄책감을 벗어던져야 하는 또 다른 이유는 그 감정이 조금도 도움이 되지 않기 때문이다. 오히려 일을 크게 망치기만 한다. 당신은 운동치료사와 함께하는 훈련을 한 번 빼먹고 나면 죄책감을 느낄 것이다. 그리고 나면 다음 훈련도 빼먹기가 더 쉽고, 그러는 사이에 계속 자신을 꾸짖으며 죄책감과 씨름할 것이다. 더 나쁜 것은, 당신이 의지 부족을 탓하는 동안 하나둘 집어 먹던 쿠키가 어느새 한 통이 되어버릴 수도 있다는 사실이다.

음식에 죄책감까지 추가하지 마라

죄책감이 어디에서 유래하는지 아는 것은 매우 중요하다. 우리는 대개 '케이크는 나쁘고 당근은 좋다' 또는 '외식은 그르고, 샐러드 점심은 옳다'처럼, 옳고 그름이 이미 정해진 것들에서 일탈했다고 여길 때 죄책감을 느낀다. 한 번 무언가를 잘못했다고 자신을 실패자로 낙인찍는 행위는 정서적 몰락을 부추긴다. 불행하게도, 그런 죄책감은 어떤 면에서도 이로움을 주지 않는다.

똑똑한 사람은 이런 문제를 무시하지 않는다. 여기에서 무시한다는 것은 음식을 잘못 먹든 말든 별로 신경 쓰지 않는다는 뜻이다. 똑똑한 사람은 이런 문제를 분명히 신경 쓰지만, 자신을 지배하게 내버려 두지도 않는다. 자신의 나약함을 꾸짖고, 5분 정도는 자신에게 분노와 좌절감을 분출하며, 음식 일지에 자신이 저지른 잘못을 기록할 것이다. 그런 다음에는 수습 방안에 다시 초점을 맞춘다. 똑똑한 사람은 지금 순간에 충실하면서 삶을 영위하고 음식을 섭취하므로, 과거에 먹은 것 때문에 속상해하거나 미래를 망쳐버리지 않는다.

먼 장래를 내다보며 건강에 관한 현명한 결정을 내리려

면 후회나 수치심 같은 부정적인 감정에서 벗어야 한다. 죄책감과 합리성은 공존할 수 없다. 약간의 자책은 건설적이고 긍정적일 수 있지만, 자책에 사로잡히면 끔찍할 정도로 파괴적인 결과로 치달을 수 있다.

명심하자. 체중 감량에 성공하는 비결은 단기 목표에 따른 단기 이익과 장기 목표에 따른 장기 이득 사이에서 균형을 찾는 것이다. 단기 목표에서 작은 차질을 빚었다고 해서 큰 그림을 망치진 말자. 건강하게 먹는 일은 상당히 어려우며, 당신은 정말이지 죄의식이라는 추가적인 부담까지 지고 싶진 않을 것이다. 더욱이 아무런 도움도 안 된다면 굳이 그럴 필요가 없지 않은가?

명상이 몸을 움직이게 한다

명상으로 살을 뺀다고 말한다면? 당신은 '설마, 그럴 리가!'라고 생각할 것이다. 어쨌든 날씬한 몸매를 유지하려면 몸을 움직여 칼로리를 소모하고, 땀을 흘리며, 최소한 종종걸음이라도 쳐야 한다고 알고 있기 때문이다. 하지만 그것이 바로 정확하게 명상이 작용하는 방법이다.

그렇다면 가만히 앉아서 명상하는 것이 어떻게 해서 몸

매를 가꾸는 데 도움이 된다는 걸까?

모든 것은 정신에서 시작된다. 만약 우리의 정신이 일찍 일어나서 달리라고 말하지 않는다면, 과연 우리는 그렇게 할까? 마찬가지로, 두 번째 집어 든 사모사에 '안 돼'라고 하는 지시도 정신에서 나오는 것이다. 확실히 말하면 '정신력'에서 비롯하는 것이다. 명상은 이런 '정신력'을 극대화하는 도구다. 관계를 한 번 살펴보자.

명상은 우리가 자신을 통제하고, 행동을 제어하며, 무엇을 할 것인지 말 것인지를 조절하도록 돕는다. 우리 몸에 좋은 것과 나쁜 것에 관한 정보는 대개 정신 속에 있다. 하지만 명상을 통해 정신력을 연마하지 못한다면, 당신은 그 정보를 사용할 기회를 얻지 못할 것이다. 새벽 6시에 일어나서 운동하는 것을 누가 정말로 좋아하겠는가? 그리고 맛있는 사모사는 분명 당신을 아주 쉽게 이길 것이다. 언제나 말이다.

과식을 부르는 신호는 대부분 환경에서 온다. 음식을 잔뜩 먹는 행위는 스트레스를 줄이려고 음식을 먹는 상황, 즉 먹는 것으로 위안을 삼는 태도 때문에 발생한다. 명상은 당신을 더 느긋하고 차분한 사람으로 만들 것이다. 그리고 느긋해지면 스트레스 호르몬도 감소한다. 따라서 명상은 살을 찌우는 두 가지 공통 요인인 음식에 대한 갈망과 위안을 위한 정서적 섭식 행동을 멈추는 데 큰 도움을 준다.

규칙적인 명상은 우리를 완전히 바꿔놓는다. 우리가 삶에서 긍정적인 변화를 도모할 수 있도록 도와준다. 건강을 유지하고 날씬함을 유지하는 것은 도리어 그것에 딸려오는 부가적인 혜택이다.

정해진 방법은 없다

명상은 수도자들이나 하는 것이라고 말하지 말자. 누구나 할 수 있는 일이다. 여기에서 핵심은 '실천'이다. 세상 모든 것이 그렇듯이 명상 또한 묘책이 아니기 때문이다. 명상이 제대로 작용하게 하기 위해서는 명상을 믿고, 명상에 집중하며, 진심으로 꾸준하게 실천해야 한다.

명상은 아주 간단한 과정일 수 있다. 샤워하는 몇 분 동안 눈을 감고 숨을 깊이 들이마시는 것일 수도 있고, 아침에 버스에 오르기 전 몇 분 동안 아침 햇살과 새들의 노랫소리를 즐기는 것일 수도 있으며, 차 안에서 라디오를 끄고 10분에서 15분 동안 기도하며 마음을 차분히 가라앉히는 것일 수도 있다. 살면서 소음과 수다를 줄일 수 있다면, 언제든지 우리는 몸과 마음을 진정시키는 명상을 할 수 있다.

좀 더 상황이 낫다면, 명상을 위한 시간과 장소를 정해놓고 평화롭고 편안한 장소를 찾아가 앉을 수도 있다. 호흡에 집중하자. 심란한 생각이 몰려오면(분명히 그럴 것이다), 그 생각을 떨쳐버리자. 당신이 믿고 있는 신의 이름을 부르거나 기도문을 윌 수도 있다. 집중력을 높여주고 부정적인 생각을 없애주므로 어떤 사람들에게는 매우 효과적이다.

명상은 하면 할수록 질이 더 좋아지므로 매일 실천하도록 노력하자. 반복 훈련을 할수록 자신에게 어떤 변화가 일어나는지를 곧 깨닫게 될 것이다. 그렇다, 날씬한 허벅지도 그중 하나다.

날씬함을 유지하는 식습관

모든 사람이 "다이어트는 식은 죽 먹기가 아니다"라고 말한다. 그런 식으로 지레 겁부터 먹지 말고, 할 수 있는 것을 해나가자.

첫째, '다이어트'라는 단어를 꼭대기에서 저 아래로 내던져 산산이 부서지는 그림을 떠올리자. 마음속의 소리를 듣자. 그 소리가 당신 안에 스며들게 하자.

둘째, 자신이 얼마나 많이 먹는지 그리고 얼마나 자주 먹는지만 안다면, 누구든 죄책감 또는 체중 증가 없이 케이크를 먹을 수 있다.

싫어하는 음식을 억지로 먹지 마라

가장 기본적인 규칙은 바로 '배고픔보다는 행복을 선택하라'다.

체중을 줄이는 데 도움이 되는 음식은 체중을 줄이려면 먹어야 한다고 흔히 말하는 음식이 아니라, 사실상 기분을 좋게 해주는 음식이다. 버섯볶음 요리의 식감과 풍미를 끔찍이 싫어하면서도 그것을 하루에 두 번씩 계속 먹고 있다면, 당신은 심각하게 잘못될 수 있다. 또는 단지 '몸에 좋은 과일'이라고 해서 삼키기 싫은 과일을 꾸역꾸역 먹고 있다면, 장담하건대 체중계는 꼼짝도 하지 않을 것이다.

이는 바로 우리 몸이 음식을 즐기도록 프로그래밍됐다는 가장 기본적인 사실을 놓치고 있기 때문이다. 독성을 띤 과일은 쓰고, 잘 익은 과일은 대부분 달콤하지 않은가? 이것이 생존 메커니즘이다. 몸서리치게 싫어하는 음식을 삼키는 행동은 당신에게 별다른 도움을 주지 못한다.

우리의 혀에는 1만 개 정도의 미뢰가 있다. 지독한 흡연자 또는 알레르기나 감기, 독감에 걸린 사람이 아닌 한 미뢰는 쉬지 않고 일을 한다. 만약 자신의 입맛을 무시한다면, 짜증이 나고 불만족스러우며 여전히 배고파하다가 결국 꼭꼭 숨겨뒀던 정크푸드를 찾게 될 것이다. 그리고 맛없는 식사를 한 지

20분 만에 먹어치우는 감자칩 한 봉지나 두툼한 초콜릿 한 개는 어렵게 만들어낸 칼로리 부족 상태를 몇 번이고 무력화할 것이다. 더욱이 제대로 된 건강하고 행복한 식사가 주는 만족감과 영양을 박탈하기까지 한다. 거기에다, 무거운 죄책감마저 더해준다.

그러므로 자신만의 '행복한 식사'를 만들기 위해 다음의 몇 가지 기본 규칙을 따라보자.

- 미뢰를 만족시키고 미뢰를 내 편으로 만들자. 이것은 무척 중요하다.
- 맛없는 식사는 지속하지 못한다. 식사를 지속할 수 있어야 식이요법이 효과를 나타낸다.
- 의무적으로 먹는 일, 무엇을 삼키는지 전혀 깨닫지 못하면서 허겁지겁 먹는 일, 수프만으로 때운 식사를 보충하려고 굴랍 자문(Gulab Jamun, 튀긴 도넛을 장미 시럽에 잰 인도식 디저트) 두 접시를 게걸스럽게 먹어 치우는 일 사이를 널뛰듯 하지 말자.

당신이 좋아한다는 이유만으로 전체 식사를 칼로리가 엄청나게 높은 음식으로 차려내라는 뜻은 아니다. 건강한 식단에 당신이 좋아하는 음식도 곁들여 내라는 말이다. 좋아하지 않는 음식을 즐길 방법도 찾아보라. 버섯볶음 요리 대신 버섯 수프를 먹어보는 등 싫어하지 않을 방식으로 조금씩 실험해보자.

그리고 당신이 정말 좋아하는 음식을 아주 소량으로 식단에 첨가하도록 항상 노력하자. 나는 이것이 필요하다는 사실을 어렵게 깨달았다. 식사 후에 꼭 초콜릿을 챙겨 먹던 고객의 습관을 끊기 위해 그 고객에게 초콜릿 금지령을 내린 적이 있다. 그랬더니 무슨 일이 일어났는지 아는가? 고객의 몸무게가 3주 동안 꼼짝도 하지 않았다. 그제야 나는 섭식 작용의 역동성을 이해하고 고객이 초콜릿을 하루걸러 한 번씩은 먹을 수 있게 식단에 추가했다. 체중계 바늘이 그제야 움직이기 시작하더니 그 후로 체중이 계속해서 내려갔다. 좋아하는 음식을 조금이라도 먹는 것이 얼마나 중요한지 보여주는 사례라고 하겠다.

정말이지 '행복한 다이어트'만이 건강한 체중을 유지하도록 도울 수 있다.

무엇이든 적당량이면 괜찮다

당신은 지금껏 다이어트를 위해서는 견과류를 멀리하라는 말만 듣고 견과류 섭취를 피해왔을 것이다. 식품 관련 기사마다 "이 작은 악마는 칼로리 덩어리야. 그러니 먹으면 안 돼"

라고 말해왔으므로 멀리한 것이다.

물론 지금은 이 작고 성가신 껍질에 쌓여 있는 내용물이 건강에 얼마나 좋은지를 누구나 알고 있다. 초콜릿에 관한 무시무시한 이야기 역시 갑자기 달콤한 반전을 선사했다. 이제 식품연구가들은 카카오가 특정 암의 발병을 억제하므로 소량은 섭취해도 좋다고 말한다. 그렇다면, 아예 칼로리 덩어리인 음식은 어떨까? 그 음식이 무엇이든, 아주 적은 양을 먹는 것은 괜찮다.

오늘날에는 무엇을 먹고 무엇을 먹지 말아야 할지를 결정하기가 너무 힘들다. 결국 오늘 주목받았던 음식도 내일 건강을 위협하는 무책임한 음식으로 낙인찍힐 수 있다. 지금까지 이런 일은 무수히 많았다.

그렇다면 어떻게 해야 할까?

첫째, 다음의 사실을 제대로 이해하자. 지나치게 많은 양의 설탕과 정크푸드, 튀김 등의 음식을 반복해서 섭취했을 때만 몸무게가 늘어난다. 칼로리가 높은 음식이라도 가끔 적당량을 먹으면 몸무게가 늘지 않는다.

그 자체로 나쁜 음식은 없으며, 극단적으로 섭취할 때만 나쁘다는 것이 진실이다. 이 진실은 모든 것에 적용된다. 심지어 흔히 말하는 '몸에 좋은 음식'에도 말이다.

여기에서 나타나는 문제점은 우리가 모두 좋은 음식 아니면 나쁜 음식이라고 생각하도록 적응되어왔다는 사실에 기인한다. X라는 음식은 좋고 Y라는 음식은 나쁘니, X는 먹고 Y는 버려라. 이 얼마나 간단한가. 우리가 언론, 책, 논쟁 등의 다양한 자료에서 얻은 정보는 이런 흑백 리스트를 만들었고 이는 우리를 위한 음식 바이블이 됐다. 그러면서 우리는 자연스럽게 '좋은 음식'은 '많이' 먹으면 훨씬 더 좋을 것으로 생각하기 시작했다. 이것이 우리가 맥락을 놓쳐버린 지점이다.

가장 문제가 되는 것은 지나치게 많은 양을 먹는 것이다. 그러므로 '어떤 음식이라도 적당량을 먹으면 잘못될 리 없다'라는, 절대 틀리지 않는 신성한 규칙을 따르자. 그리고 우리 식습관에 곧바로 적용하자. 식사를 하면서 포만감에 중점을 두기보다 편안함에 중점을 둔다면 잘못될 까닭이 없다. 한정 없이 먹어도 좋은 음식이란 존재하지 않는다.

또한 나는 특정한 음식을 완전히 끊으라는 건 가장 따르기 힘들고 지키기 어려운 충고라고 생각한다. 그러므로 이제는 이런 방법을 절대 제안하지 않는다.

음식을 좋은 음식이냐 나쁜 음식이냐로 바라보는 대신, '비(非) 다이어트' 접근법을 써보자. 우리는 몸에 좋고 칼로리가 낮은 음식만을 먹으려고 노력하는 데 도가 지나쳤을 수 있다. 칼로리가 높은 음식이라면 섭취를 아예 끊기보다는 단순하게 그 섭취량을 줄여보자. 이 접근법은 심지어 몸에 좋다고 여겨지는 음식에도 해당한다. '좋은 것은 아무리 많이 해도 지나치지 않다'라는 옛말은 현재에는 통용되지 않는다. 정말이다. 좋은 음식도 너무 많이 먹으면, 그 또한 폭식이므로 몸에 똑같이 해롭다.

일전에 나는 살이 전혀 빠지지 않아 괴로워하는 한 고객을 만난 적이 있다. 나는 그 고객과 함께 수많은 식사 계획과 생활 개선을 시도해봤다. 고객은 살이 더 찌진 않았지만, 체중계 눈금이 내려갈 생각을 하지 않았다. 고객은 나에게 거짓말은 절대 하지 않았다고 했고, 나 또한 그의 말이 사실임을 확신했다. 우리는 어찌할 바를 몰라 곤혹스러워하며, 마지막 시도를 해봤다. 한 시간 간격으로 고객이 먹는 음식을 확인한 것이다.

그러자 마침내 견과류가 주범인 것으로 밝혀졌다. 그는 매일 견과류를 한 움큼씩 네다섯 번이나 먹고 있었던 것이다. 그 고객은 진정으로 당황한 듯, "하지만 선생님이 견과류는 좋은 음식이라고 말씀하셨잖아요"라고 말했다. 나는 고객을 자리에 앉히고는, 그렇기는 하지만 아무리 좋은 음식이라도 고칼로리 식품이므로 적당량 먹어야 한다고 설명해줬다. 고객은 마침내 이 사실을 이해했고, 그가 견과류를 엄청나게 좋아했으므로 나는 그의 하루 식단에 견과류를 조금씩 추가해줬다.

모든 음식을 먹되, 골고루 균형을 맞춰 적당량을 먹자.

영양소에 집중하자

우리는 칼로리에만 온통 신경을 쏟는 나머지 더 중요한 것, 즉 우리 몸이 필요로 하는 영양 문제는 무시하곤 한다. 그러나 사실 영양소를 제대로 섭취하기만 해도 칼로리는 저절로 조절된다.

다음의 세 가지 과학적 진실이 이 사실을 뒷받침한다.

- 우리의 식단이 몸에 필요한 기본 비타민과 무기질, 효소만 함유된 영양가 낮은 음식으로 가득 찬다면 생명을 건강하게 유지시켜주지 못한다. 나는 음식을 먹음으로써 생명을 유지하는 일이 단지 필요한 칼로리로 위를 채우는 것이 아니라, 영양상의 포만감을 충족하는 것이라고 본다. 음식이 우리 생명을 건강하게 유지시켜주지 않으면 만족할 수 없고, 만족하지 못하면 음식을 더 먹고 싶다는 충동이 지속된다.

- 영양상으로 건강하지 않으면 우리는 최상의 상태로 기능할 수 없다. 이것은 현실적인 걸림돌이 된다. 예를 들어 저칼로리 다이어트 계획을 수행하면서 철분이 풍부하게 든 음식을 섭취하지 않는다면(이런 일은 자주 일어난다), 빈혈에 걸릴 수도 있다. 이뿐만 아니라 철분이 부족하면 부작용으로서 피로감이 지속되는데, 피로감은 운동 능력을 방해하므로 결국 살이 찌

게 된다. 또한 지나치게 시리얼 섭취를 제한하면 체내 지방 대사에 필요한 비타민B를 충분히 얻지 못하게 되고, 그 결과 몸에 지방이 더 축적된다.

- 몸에 필요한 영양소를 얻지 못하면 몸은 방어적으로 기능하므로, 무엇이든 얻으면 놓치지 않으려 할 것이다. 따라서 살 빼는 일이 더욱 어려워진다.

접시에 담긴 음식의 칼로리를 계산하는 일은 그만두고, 시야를 넓혀 영양 상식을 활용하자. 식탁 앞에 앉아서 영양 근시안적인 사고방식으로 칼로리 총량만을 따지진 말자. 차라리 좋은 지방과 단백질, 필수 비타민, 필수 무기질이 얼마나 많이 담겨 있는지를 따져보길 권한다.

부디 다음의 사실을 이해하길 바란다. 튀겨진 식품, 보존 처리된 식품, 정제가공 처리된 식품 등 정크푸드로 식사하면 얼마 지나지 않아서 생리적 · 심리적으로 배고픔을 느끼게 될 것이다. 그래서 늘어나는 허리둘레에 무방비 상태가 될 것이다. 나쁜 음식을 식탁에서 모두 치워버리고, 영양분이 가득 들어 있고 몸에 기운을 보태는 음식으로 대체하자.

저칼로리 음식 목록을 만드는 대신에, 영양소가 풍부한 음식 목록을 만들어 그 음식을 먹자. 기름기가 적은 단백질, 다채로운 색깔의 과일, 신선한 채소, 통곡물, 탈지 유제품 등을 고려하자.

당신이 좋아하는 음식이 무엇이고 어떤 음식을 더 먹을지 결정하자. 어쨌든 당신이 먹는 음식을 당신이 좋아하지 않는다면, 누구도 당신이 그 음식을 삼키게 할 순 없다. '날씬하고 건강한 몸매를 유지하는 게임'에서는 지속성이 가장 중요하다.

결과적으로, 칼로리를 계산하는 일은 실제로 부정적인 영향을 미친다. 스트레스를 더해 코르티솔 분비를 자극함으로써 식욕을 높이고 설탕과 지방 함량이 높은 음식을 갈망하게 한다. 이 모든 스트레스성 섭식 행동은 필연코 몸무게 증가로 귀결된다. 반면 영양가가 높은 음식을 찾아 먹는 일은 긍정적인 행동이므로 성취감을 안겨준다. 그래서 올바른 식습관을 유지하는 데 도움을 준다.

무엇보다 중요한 것은 먹는 음식의 질이라는 사실을 꼭 기억하자.

배고픈 상태로 두지 마라

이 문제에 관한 한 나를 믿길 바란다. 대부분의 사람이 대부분의 시간 동안 먹는 문제와 씨름한다. 당신만 그런 것이 아니다. 상습적으로 다이어트를 하는 사람이나 심각한 거식증 또는 폭식증을 앓고 있는 사람은 드물지만, 대부분의 사람은 눈에 띄지 않을 정도의 섭식 장애를 가지고 있다. 사람들은 음식을 먹고, 먹어서 죄책감을 느끼고, 죄책감 때문에 먹지 않으려 애쓰고, 애쓰다 보니 스트레스를 받아서 눈에 보이는 대로 먹어버리고, 또다시 스트레스를 받고, 주의를 딴 데로 돌려 스트레스를 없애려고 음식을 또 많이 먹고……. 이런 행동을 무한히 반복한다. 그 최종 결과로서 몸의 신진대사와 건강, 체중이 엉망이 되는 것이다.

사람들은 속상하거나 지루하거나 화가 났을 때 폭식으로 풀려 한다. 불행하게도, 먹는 것은 올바른 답이 되지 못한다. 이 문제를 해결하기 위해서는 증상을 해소하기보다 근원이 되는 문제를 처리하는 것이 중요하다. 폭식의 순환은 대개 다음과 같이 진행된다. 부정이 분노로 바뀌고, 협상 끝에 좌절을 경험하다가, 마침내 인정하게 된다. 이 고리를 깨부수려면 순환 과정을 이해해야 한다.

나는 이렇게 말하고 싶다. "폭식에 맞서려면, 평소에 더 먹으세요." 자신을 너무 배고프게 놔두지 말자. 지나치게 배가 고프면 자제력을 발휘하지 못하고 음식을 마구 먹게 되는 상황으로 이어지기 때문이다. 또한 명심하자. 밤새 굶주려 있다가 하루 중 이른 시간에 많은 양의 음식을 먹는 것은 슬프게도 전혀 효과가 없다. 만약 한꺼번에 엄청나게 많은 음식을 몸속에 집어넣으면, 몸은 그 대부분을 지방으로 전환해 저장하려 할 것이다.

한두 끼니를 걸렀다고 파티에 가서 게걸스럽게 먹어서는 안 된다. 한 번에 많이 먹는 것보다는 차라리 소량씩 나눠서 하루에 여러 번 식사하는 것이 훨씬 낫다. 왜냐하면 적게 먹으면 몸의 발열 효과가 증진되므로 칼로리 소모가 증가하기 때문이다.

초콜릿을 먹게 되는 5단계

1단계	부정	나는 괜찮아. 아니야, 아니라고. 괜찮지 않아. 나는 어떤 것도 원하지 않아.
2단계	분노	대체 뭐가 잘못된 거지? 나는 비키니 몸매를 원한다고. 초콜릿쯤은 극복하라고.
3단계	협상	다이어트를 내일부터 시작할까? 헤헤헤.
4단계	좌절	휴~ 한심해.
5단계	인정	그래, 통통한 것도 귀엽고 괜찮지 뭐.

만약 폭식을 했다면 어떻게 해야 할까?

우리는 인간이므로, 그런 일은 충분히 일어날 수 있다. 하지만 이 일로 자신을 고문하지는 말자. 차라리 물로 입을 한 번 헹궈내고 새롭게 시작할 것을 결심하자. 어쨌든 한 번 폭식했다고 살이 찌지는 않으니 말이다. 폭식은 반복할 때만 건강에 해롭다.

그러고 나서 근본 원인을 찾기 위해 언제 무엇을 먹었는지, 그리고 가장 중요하게는 왜 먹었는지를 식사 일지에 계속해서 기록하자. 한두 주 이렇게 하다 보면 답을 찾을 수 있을 것이다. 또한 폭식하고 싶은 기분이 들 때 무슨 일을 할지도 미리 계획해두자. 자신에게 어떤 일이 효과적인지 찾아낸 다음 실행해보자. 수프를 먹는 것도 좋은 생각이다. 아니면, 과일을 먹거나 산책을 하거나 친구와 수다를 떠는 것도 좋은 방법이다. 인내와 끈기가 필요하긴 하지만, 그런 방법을 꾸준히 사용하면 마침내 폭식의 유혹을 이겨낼 수 있을 것이다.

많은 고객이 바로 이 한 가지 문제를 막아냄으로써 결국 자신이 목표한 몸무게에 도달했다. 폭식 충동과의 싸움에서 일단 승리한다면, 자아존중감도 갖게 될 것이다. 자아존중감은 '체중'이라는 악마를 처리할 때 당신의 편에서 함께할 든든한 협력자다.

아침을 거르면 살이 찌는 이유

아침을 꼭 먹어야 한다는 사실은 아무리 강조해도 지나치지 않다. 아침 식사를 거르는 습관은 살을 빼려고 내게 도움을 청해온 고객 열 명 중 아홉 명과 내가 처음 씨름하는 주제다. 내 원칙에 따르면, 아침을 먹는 것은 타협의 여지가 없는 습관이며 끼니를 거르는 일은 선택사항이 아니다.

밤에 잠을 잘 때 우리 몸은 휴식을 취하지만 뇌는 활동을 계속하므로 체내에 저장되어 있던 에너지, 즉 글루코스를 계속해서 사용한다. 따라서 아침에 잠에서 깨어났을 때 '금식' 상태에서 회복하기 위해서는 음식이 필요하다. 아침 식사는 다 써버린 에너지를 보충해줄 뿐 아니라, 뇌를 포함한 우리 몸이 하루 동안 사용할 에너지를 저장한다. 우리 뇌는 글루코스를 비축하지 않으므로, 효과적으로 전속력으로 활동하기 위해서는 특히 아침을 먹어 영양을 보충해줘야 한다. 규칙적으로 아침을 먹는 사람이 더 긍정적이며, 재기발랄하고, 당면한 일에 더 집중할 수 있는 이유도 바로 이 때문이다. 아침을 거르는 사람은 짜증을 느끼고 초조해하며 피곤을 더 잘 느끼는 경향이 있다. 따라서 불필요한 음식을 자꾸 입으로 가져갈 가능성도 더 크다.

간접적인 관련성 외에, 아침을 먹는 것과 날씬한 몸매를 유지하는 것 사이에는 직접적인 관련성도 있다. 어떤 식사든 거르면 문제가 되지만, 그중에서도 아침을 거르면 가장 큰 차질을 빚게 된다. 신진대사율은 밤사이 낮아져서 다음 식사 때까지 낮은 상태로 유지된다. 따라서 당신이 하루 중 첫 번째 식사를 대개 '커피 한 잔'이라고 정해놓고 있다면, 다시 생각할 필요가 있다. 왜냐하면 아침 식사는 이른 시간에 우리의 신진대사를 촉진하므로, 낮에 활동하는 약 여덟 시간 동안 지방 연소 속도를 높여준다. 그뿐만 아니라 체내 지방대사 작용에 필요한 효소를 만들어내기 위해서라도 아침 일찍 연료를 재충전하는 것이 필수적이다. 즉, 아침을 거르는 것은 곧바로 우리 몸을 살찌우는 일이 될 수 있다.

이제 우리가 대부분 저지르고 있는 가장 큰 실수, 즉 아침을 거름으로써 칼로리 섭취를 줄이려 했던 실수에 대해 솔직하게 따져보자. 아침을 거르는 일은 칼로리 부족을 만들 뿐 체중을 줄이는 데는 전혀 도움이 되지 않는다. 아침을 거른 사람은 도리어 군것질을 하거나 다음 끼니에 폭식을 함으로써 하루에 훨씬 더 많은 양을 먹게 된다. 게다가 아침을 먹는 사람과 비교했을 때 칼로리가 더 높은 음식을 자주 선택하므로, 체중과의 싸움에서 실패할 처지에 놓이게 된다. 날씬한 몸매를 유지하려면 일찍 먹으라고 말하는 이유가 바로 여기에 있다.

그럼, 아침을 먹기에 적당한 시간은 언제일까?

아침에 일어나자마자 음식을 먹을 필요는 없다. 다만 너무 많은 시간이 흘러가지 않게만 주의하면 하면 된다. 너무 많은 시간이 지나면 아침을 거르거나 아침 겸 점심을 먹을 가능성이 커지기 때문이다. 그러니 가능한 한 일찍 먹자. 이상적으로는 일어난 지 한두 시간 이내가 좋다. 만약 한꺼번에 먹을 수 없다면, 쪼개서 먹는 것도 좋은 방법이다. 집에서는 시리얼과 우유를 먹고, 직장이나 학교에 가는 길에 과일이나 과일주스 또는 견과류를 먹자.

아침 식사를 할 시간이 없다고 말하는 것은 설득력 있는 변명거리가 아니다. 아침 식사 시간을 마련해야 한다. 아침 식사는 절대적으로 필요하다.

~

아침 식사는 간단할수록 좋다

아침 식사를 걸러서는 안 된다는 점이 분명해졌으므로, 이제 완벽한 아침 식사를 잽싸게 하는 법을 배워보자. 복합탄수화물, 단백질 그리고 포만감을 주는 소량의 지방이 하루의 올바른 시작을 위해 아침 일찍 먹어야 하는 것들이다.

탄수화물은 우리의 근육과 뇌를 비롯한 여러 기관에서 사용하는 연료의 주된 원천이므로 반드시 섭취해야 한다. 하지만 아침 식사로 탄수화물만을 먹어서는 안 된다. 가능한 한 복합탄수화물, 즉 통밀 차파티(chapattis, 밀가루를 반죽해 둥글고 얇게 만들어 구운 인도의 음식)나 통밀 빵, 통밀 오트밀을 먹자. 이들 음식은 신체에 에너지를 서서히, 그리고 점진적으로 공급함으로써 종일 기운을 잃지 않고 활동할 수 있게 해준다. 흰 빵이나 정제한 밀가루 같은 단순탄수화물은 먹지 말자. 에너지 밀도가 높고 쉽게 분해되므로, 먹은 지 얼마 지나지 않아서 배고픔을 느끼거나 피로감을 느끼게 된다. 똑같은 이유로, 당분이 많은 아침 식사도 피하자. 설탕은 혈당 수치를 급격히 높이는 원인이 될 뿐 아니라 빨리 소화되므로, 먹은 지 대략 한 시간이 지나면 다시 배고픔을 느끼게 된다.

아침 식사로 어느 정도의 단백질을 반드시 섭취하자. 왜냐고? 단백질은 탄수화물이나 지방 이상으로 우리 몸의 신진대사를 즉각적으로 활성화하기 때문이다. 우리 몸의 엔진은 더 일찍 가동될수록 더 좋다. 기름기가 적은 저지방 단백질을 포함시키자. 저지방 유제품, 두유, 새싹, 일반 콩과 렌틸콩, 닭 가슴살, 기름기를 뺀 참치와 연어, 달걀, 칠면조 가슴살, 두부, 견과류를 먹자. 견과류는 좋은 지방 또한 함유하고 있으므로 기분 좋은 포만감을 느끼도록 해줄 것이다. 특히 아몬드와 호두는 단백 지수를 쉽게 높여주는 음식이다.

아침을 먹는 동안 섬유질을 적어도 5그램 이상은 섭취하자. 섬유소는 아침 일찍부터 섭취하지 않는다면, 하루 섭취권장량을 채우기가 무척 어렵다. 섬유소는 포만감을 주면서도 칼로리는 별로 들어 있지 않다. 섬유질 5그램을 얻을 수 있는 음식으로는 사과 한 개나 귀리 같은 고섬유질 시리얼 반 컵, 갈색 통밀 빵 두 조각 등이 있다.

기억하자. 아침 식사는 소화가 잘 안 되는 음식을 먹거나 복잡하게 차려 먹을 필요가 없다. 오히려 간단할수록 더 좋다.

적당한 몸무게를 유지하기 위해 에너지를 높이고 건강에 활기를 북돋우는 음식을 선택해 먹자.

죄책감 없이 간식을 즐겨라

나는 "왜 살이 계속 찔까요? 간식도 완전히 끊었는데 말이죠"라는 말을 꽤 자주 듣는다. 이 질문에 대한 나의 대답은 항상 다음과 같다. "바로 그 때문입니다."

간식을 먹자. 먹으면서 죄책감을 느끼지도 말자. 간식을 먹는 건 흔히 알고 있는 것과는 달리, 죄가 아니다. 간식에는 많은 장점이 있다. 짜증도 덜 나고 필수적인 영양소를 얻을 수 있을 뿐 아니라, 식욕을 통제하고 신진대사율을 높이며, 몸을 자극해 지방을 더 연소시킨다. 이게 바로 살을 빼는 방법 아닌가?

그렇다고 해서 치명적이고도 허리선에 완전히 불친절한 튀김 음식들, 즉 취우다(chiwda, 여러 재료를 섞어서 만든 인도 간식), 갖가지 남킨, 파코다(pakoda, 콩가루와 채소를 버무려 튀긴 요리), 바타타(batata, 감자튀김의 일종), 사모사 등을 전면 승인한다는 뜻은 아니다. 맛있고 건강에 굉장히 좋은 모모(momo, 인도식 찐만두)를 눈여겨보거나, 인도 서부 구자라트 지방으로 눈길을 돌려 도클라(dhokhla, 병아리콩 가루에 버터밀크, 소금, 베이킹소다를 넣어 쪄낸 음식)와 **칸다비**(khandavi, 병아리콩 가루와 버터밀크를 섞어 쪄낸 음식)를 주목하자. 구운 후 쪄낸 **부타**(bhutta, 옥수수 음식)와 **벨**(bhel, 콩과 야채볶음 음식)도 좋은 선택이다.

이 외에도 몇 가지 좋은 간식거리가 있다. 우리가 해야 할 일은 간식을 올바르게 먹는 법을 배워 살과의 전쟁에서 아군으로 삼는 것이다. 똑똑하게 간식을 섭취할 수 있는 다음의 규칙들을 따르자.

죄책감을 내던지자 간식을 먹어서 살이 찌는 게 아니라 너무 많은 칼로리를 섭취하기에 살이 찌는 것이다. 식사하기 두세 시간 전에 먹는 100~200칼로리의 간식은 배고픔을 완화할 뿐 아니라 과식을 막아준다.

간식은 부차적인 음식이 아니다 건강에 좋은 간식거리를 식단에 의식적으로 포함해 간식을 하루 식단의 일부로 만들자.

간식으로 배를 채우진 말자 감자튀김과 함께 먹는 커다란 버거는 간식이 아니라 한 끼 식사다. 그 점에서는 마살라 도사(masala dosa, 삶은 감자에 볶은 양파와 향신료를 섞어 빵에 싸 먹는 음식)와 바다 빠브(vada pav, 감자튀김을 넣은 인도의 샌드위치)도 마찬가지다. 이들의 차이를 바로 알아차리자. 간식이란 적지만 만족할 만한 양을 뜻한다. 간식으로는 벨 반 접시나 도클라 두 조각이 더 걸맞다.

설탕이 든 간식을 삼가자 단 음식을 먹고 나면 몇 분 후에 배가 더 고파진다. 혈당이 높아졌다가 갑자기 떨어지면서 인슐린이 활동하기 때문이다. 설탕을 함유한 간식 대신 포만감을 주는 섬유질이 많이 든 음식에 손을 뻗어보자.

움직이면서 먹지 말자 돌아다니면서 과자와 간식을 집어 먹지 말자. 자리에 앉아서, 음식을 눈으로 보고, 최고의 만족감을 끌어내면서, 천천히 맛을 음미하자.

영양가가 많은 음식을 찾자 작은 간식이 우리 몸에 조금이라도 도움이 되게 하자. 간식거리를 통해 단백질과 필수 영양소를 추가로 얻자.

눈에 보이는 곳에 두자 손닿는 곳에 건강한 먹을거리가 없다면, 간식이 먹고 싶을 때 분명 주위에서 맨 처음 보이는 음식을 집어 먹을 것이다. 그러니 미리 준비하자. 냉장고를 건강한 음식으로 채우고, 책상 서랍에는 몇 개의 통곡물 크래커와 종이팩 주스를 넣어두자. 가방에는 칼로리 조절 과자를 넣어 다니고, 운동용 가방에는 요구르트나 탈지유 팩을 넣어두며, 차 안에는 마른 과일을 좀 넣어두자. 그리고 갑자기 배고픔이 밀려올 때 손을 뻗자.

마지막으로, 간식은 따분함이 아니라 배고픔을 없애기 위해 먹어야 한다. 입이 심심하다면 물을 한 잔 마시거나 친구와 수다를 떠는 것이 나을 것이다.

수분 부족이 당신을 살찌운다

살을 빼는 방법을 묻는다면, 나는 단연코 물을 많이 마시라고 권할 것이다.

다음은 일전에 내가 한 여성 고객과 나눈 대화다.

"하루에 물을 얼마나 많이 마신다고 생각하세요?"라고 내가 물었더니 고객이 이렇게 대답했다.

"전 매일 녹차를 서너 잔 마셔요."

그래서 나는 "좋습니다"라고 대답한 뒤, "그럼 물은 얼마나 마시나요?"라고 다시 물었다. 고객의 반응이 이랬다.

"녹차를 마시는데, 왜 물을 더 마셔야 하죠?"

음, 일리가 있는 말이다. 하지만 정말 그럴까?

그 고객의 식습관에 대해 문진 검사를 마쳤을 때, 나는 그 고객이 채식을 거의 하지 않는다는 사실을 알았다. 샐러드도 거의 먹지 않고, 채소도 수분이 거의 없는 상태로 섭취했으며, 수프도 먹지 않고, 과일은 하루에 한 개 정도 먹을까 말까 했다. 녹차 외에 물 한두 잔 정도는 마셨을 수 있지만, 그것 역시 확실하지 않았다.

파국을 초래할 만큼 잘못되지는 않았지만, 그 고객의 수분 섭취 상태는 분명 최적의 상태보다 낮았으며 결코 마음을 놓을 수 없는 상태였다.

우리는 규칙적으로, 즉 매일 적당량의 수분을 몸에 공급해야 한다. 이것은 아주 기본적인 필요사항이다. 가만히 있어도 우리 몸은 한 시간에 100밀리리터 정도의 수분을 잃는다. 운동을 하거나 열이 나든지 해서 과도하게 땀을 흘리면 수분 손실은 여러 방면에서 증가한다. 손실된 수분을 재빨리 보충하지 않으면 탈수 현상이 시작될 수 있다.

수분은 우리 신체에서 일어나는 모든 작용을 부드럽게 하는 데 필요하다. 체온을 유지하고, 체내 찌꺼기를 제거하며, 영양분과 산소를 세포까지 운반하는 데 도움을 준다. 호흡할 수 있도록 산소를 촉촉하게 하고, 음식을 에너지로 변환하며, 신체가 영양분을 흡수하는 것을 돕는다. 또한 주요 기관을 충격으로부터 보호하며, 신진대사가 잘 이뤄지도록 해준다. 이 밖에도 수분은 뇌의 만복중추(식욕이나 갈증이 충족됐을 때 음식에 대한 욕구가 없어지게 하는 중추)에 긍정적인 영향을 미쳐 포만감을 오래 느낄 수 있도록 해준다.

물을 충분히 마시는 것이야말로 체중 감량이라는 퍼즐, 즉 너무나 어렵다고 입증된 이 퍼즐에서 우리가 빠뜨린 가장 중요한 한 조각일 수도 있다. 수분 섭취와 체중 감량 사이에는 어떤 관계가 있을까?

우선 첫째로, 물은 칼로리가 전혀 없으면서도 포만감을 줄 뿐 아니라, 몸에서 독소를 제거하는 데도 도움을 준다. 그리고 믿기 힘들겠지만, 사실상 물은 신진대사를 활발하게 해 준다. 아주 가벼운 탈수 증상일지라도 신진대사를 느리게 한다. 몸에서 노폐물을 제거하는 일을 도맡아 하는 신장은 수분을 충분히 얻지 못하면 간에 그 책임을 넘긴다. 그러면 간이 신장의 일까지 하게 되면서 자기 본연의 일을 덜 하게 된다. 결과적으로 간이 지방대사 작용을 덜 하게 되므로, 체중 감량이 제대로 되지 않는 것이다.

더 설명이 필요한가? 우리가 배고픔을 인지하는 것이 종종 그저 단순한 탈수 증상 때문이라는 사실을 알고 있나? 그러니 쿠키를 집어 들기 전에 물을 한 잔 마시자.

물을 충분히 섭취하는 방법은 아주 많다.

- 당연하게도 물 그 자체를 마실 수 있다.

- 차, 커피, 녹차, 허브차와 같은 차 형태로 마실 수 있다.

- 수박, 머스크멜론, 파파야, 파인애플, 사과 등의 과일과 오이, 상추, 토마토, 브로콜리, 당근 등의 채소처럼 수분이 충분히 함유된 음식을 먹음으로써 섭취할 수도 있다.

한 가지 비밀을 말하자면, 물이 음식에 포함되어 있으면 음식이 위 안에서 더 오랫동안 머무르기 때문에 물이 더 천천히 흡수된다. 하지만 이상적인 방법은 앞의 세 가지 방법을 잘 조합해 따르는 것이다.

다시 고객 이야기로 돌아와서, 나는 그 고객을 위해 일일 수분 섭취 계획을 다음과 같이 만들었다. 이것을 실천해보고 당신에게도 효과가 있는지 확인해보라.

- 일어나자마자 물을 두 잔 마시기
- 아침 식사와 점심 사이에 물 1리터 마시기
- 점심과 저녁 8시 사이에 물 0.5리터 마시기

그 고객은 이 계획을 받아들일 준비가 되어 있었지만, 맹물 맛을 정말로 좋아하지 않았으므로 이렇게나 많은 양의 물을 마실 수 있을지 확신하지 못했다. 그녀가 오랫동안 물을 먹지 않은 이유가 맹물 맛을 싫어해서라고 했다. 만약 당신도 이런 문제를 가지고 있다면, 여기에 그 해결책이 있다. 향을 첨가한 물을 마셔보자.

- 레몬이나 오렌지 껍질 한 조각 또는 깨끗하게 씻은 민트 잔가지, 신선한 고수, 사운프(saunf, 회향 씨), 카르다몸(cardamom, 생강과에 속하는 식물의 종자에서 채취한 향신료) 꼬투리를 물에 첨가해 흥미로운 맛을 내는 혼합음료로 만든다.

- 오렌지 제스트를 만든다. 물 한 컵과 신선한 오렌지즙 2큰술, 그리고 약간의 소금을 섞은 후 차갑게 해 마신다.
- 포도 레몬 탄산수를 만든다. 물 1½컵과 포도 주스 1컵, 레모네이드 ½컵을 섞은 후, 차갑게 해 마신다.

부드러운 코코넛워터, 신선한 석회수, 라씨(lassi, 요구르트로 만드는 남부 아시아 지역 음료수), 버터밀크, 밀크셰이크, 집에서 만든 잘지라(jaljeera, 인도 음료수)와 암판나(aampanna, 인도 음료수)처럼 카페인이 들어 있지 않은 음료를 마셔도 좋다.

많은 사람이 알지 못하는 사실이 있다. 낮에 피로감을 느끼게 하는 제1 요인이 바로 수분 결핍이라는 점이다. 가벼운 탈수 증상일지라도 기력을 약화시키고 몸을 피곤하게 할 수 있다. 근육이 최적으로 기능하기 위해서는 체내 수분과 전해질이 평형을 이뤄야 하기 때문이다. "왜 매일 이렇게 피곤하죠?"라며 걱정하던 고객 한 명도 이런 사실을 알고 걱정을 떨칠 수 있었다.

어쩌면 당신 이야기일 수도 있다. 당신이 온종일 무엇을 먹고 무엇을 안 먹든 간에, 물은 꼭 많이 마시라고 당부하고 싶다.

저녁은 절대 거르지 마라

다음을 가정해보자. 다이어트를 한창 진행 중인 당신은 온종일 칼로리 섭취를 제대로 하지 못한 채, 아직도 저녁 식사를 두고 씨름하고 있다. 당연히 몹시 배가 고픈 상태다. 그런데 당신은 전의를 가다듬고 저녁을 걸러야 할까? 이것 말고 덜 힘든 방법은 없는 걸까?

물론 있다. 우리 몸은 절대적으로 엄격하거나 전혀 융통성이 없지 않다. 당신에게는 하루를 헤쳐나가는 다음의 3단계 접근법이 필요하다.

첫 번째 단계는 하지 말아야 할 것을 하지 않는 것이다. 절대 식사를 거르지 마라. 식사를 거르면 신진대사가 방어 태세를 취하면서 서서히 작용을 멈출 것이다. 게다가 결핍을 느끼게 될 것이다.

하지만 분명 칼로리 축제를 즐겨서도 안 된다. 따라서 다음 단계는 포만감과 만족감을 느낄 수 있게 음식을 깐깐하게 골라 저녁을 가볍게 먹는 것이다. 단지 사과 한 개를 먹는 것으로는 성에 차지 않겠지만, 수프 한 그릇과 함께 여러 재료를 섞어 넣은 샐러드를 먹는 것은 분명 효과가 있다. 아니면, 간단하게 달걀 두 개를 삶아 그 위에 살사 소스 또는 민트 처트니(chutney, 과일이나 채소에 향신료를 넣어 만든 인도의 소스)를 펴 바른 후, 먹음직스러운 호밀 빵과 곁들여 먹을 수 있다. 차가운 수프나 탈지유와 함께 먹어보자. 확신하건대, 밤에 잠을 푹 잘 수 있을 것이다.

두 번째 단계는 건강한 메뉴 목록을 만드는 것이다. 몸에 좋지 않은 음식을 먹는 날도 있을 것이다. 아무리 조심해도 그런 날들은 생기기 마련이다. 단지 지난 2주간 점심으로 한 외식이 하루 칼로리 할당량에 몇 번이나 타격을 줬는지를 기억하자. 나는 샌드위치, 음식 한 그릇, 샐러드, 통곡 파스타 같은 저칼로리 고섬유질의 만족스러운 저녁 식사 메뉴 다섯 가지를 골라 목록을 만들기를 권한다. 목록을 만들었다면, 부엌 찬장에 붙여두는 등 손닿는 곳에 놓아두자. 각각의 메뉴에 당신이 좋아하는 재료를 적어도 하나씩 첨가하자. 만약 당신을 정말 기분 좋게 하는 것이라면 저지방 치즈를 조금씩 뿌려 넣을 수도 있다. 견과류나 새싹 채소, 달걀흰자, 코타지 치즈를 넣을 수도 있다. 심지어 꽤 많은 양의 파인애플도 좋다. 이렇게 하면 계획을 잘 따를 수 있을 것이다. 이런 융통성을 보장하지 않는다면 전체 계획이 수포로 돌아가기 쉽다.

이제 세 번째 단계를 이야기할 차례다. 나쁜 칼로리를 섭취한 날을 만회하기 위해 운동을 강화하자. 추가로 섭취한 칼로리를 소모함으로써 게걸스럽게 먹은 잉여 섭취량에 대한 균형을 맞출 수 있다. 저녁을 먹고 나면 20분간 산책을 하자. 더 오래 산책해도 좋고, 다음 날 산책을 또 해도 좋다. 아니면 오후에 30분간 당신이 가장 좋아하는 록밴드 음악에 맞춰 그냥 춤을 추는 것도 괜찮다. 무엇이 됐건 당신만의 방식을 골라 운동하되, 과잉 섭취한 칼로리를 가능한 한 빨리 처리하자.

저녁을 먹는 최적의 시간

간단한 질문 하나를 던져보겠다. 어제 몇 시에 저녁을 먹었나? 그제는? 그리고 어제와 그제 잠자리에 든 시각은? 이 세 가지 질문에 내가 고객들에게서 듣는 대답은 대체로 다음과 같다. 밤 11시경 저녁을 먹었고, 바로 잠자리에 들었다는 것이다.

당신이 이 세 가지 질문에 대해 이와 비슷한 대답을 했다면, 저녁 식사 시간을 다시 잡는 게 좋다. '아침은 왕처럼, 저녁은 거지처럼'이라는 표현까지는 아니더라도, 그와 비슷하게 하루 중 마지막 식사는 되도록 가볍게 그리고 일찍 하는 것이 좋다. 이상적으로는 저녁 8시를 전후로 하는 것이 좋겠다. 이것이 왜 중요한지를 설명하겠다.

하루를 전반부와 후반부로 나누었을 때, 대부분 후반부에는 과도하게 활동하지 않는 경향이 있다. 대개 TV를 보거나 느긋하게 앉아서 시간을 보낸다. 결과적으로 이 시간에는 신진대사가 느려지며 칼로리가 덜 소모된다. 만약 몸이 더 적은 양의 칼로리를 소모한다면, 음식의 종류와 상관없이 과잉 섭취분은 지방으로 바뀌어 저장된다. 아주 간단한 논리다.

밤늦게 음식을 먹고 바로 잠자리에 들면, 음식을 적절하게 소화시키는 몸의 기능이 방해받아 위의 배출 작용이 늦어진다. 그러므로 저녁 식사 후 잠자리에 들기까지 최소한 두 시간 이상의 시간적 공백을 유지해야 한다. 몸이 음식을 처리하는 데 시간이 필요하기 때문이다. 이렇게 하면 소화 작용에 문제가 생겨 달갑지 않은 체중 증가를 부르는 일을 예방할 수 있다.

게다가 저녁 식사를 일찍 하면 중간에 깨지 않고 숙면을 취할 수 있다. 반면 배가 너무 부른 채로 잠자리에 들면, 위산 과다와 더부룩함이 밤새도록 수면을 방해하므로 잠을 설치게 된다. 잠을 푹 자려면 몸이 휴식 모드에 들어가야 하는데, 과적된 음식을 처리하느라 몸이 바쁘게 일을 하면 휴식 모드로 들어갈 수 없다. 잠을 잘 자야 날씬한 몸매를 유지할 수 있다.

더군다나 우리는 대부분 오랜 시간 먹고, 짧은 시간 단식한다. 다시 말해 온종일 먹고, 자는 동안만 먹지 않는다. 심지어 일어나자마자 다시 먹기 시작한다. 저녁 식사를 일찍 함으로써 이런 건강하지 못한 섭식 행동을 중단할 수 있다. 밤사이 작은 단식을 통해 속을 비우는 일은 확실히 몸에 도움을 준다. 아홉 시간에서 열 시간 동안 소화액이 체내에 과적된 노폐물을 제거할 수 있으므로, 체중을 효과적으로 줄일 수 있다.

모든 사람이 저녁에 나름대로 바쁘다는 사실을 나도 잘 알고 있다. 밤 11시에 봐야 할 TV 쇼가 있을 수도 있고, 저녁 8시에 저녁을 먹기 위해서는 퇴근하자마자 식사 준비에 쫓길 수도 있다. 하지만 시도해보자. 이틀에 한 번꼴로 이른 저녁을 계획해 실천해보자. 얼마 가지 않아서 이른 저녁 식사가 주는 혜택을 깨닫고 차이를 느끼게 될 것이다. 그러다 보면 자연스럽게 어느 순간 저녁 식사를 일찍 하는 습관이 붙을 것이다.

- 당신이 최대한 노력했음에도 어느 날 저녁을 먹는 시간이 많이 늦었다면, 채소 스튜 요리나 키츠리(khichri, 쌀과 렌틸콩을 쩌서 만든 인도 요리)처럼 쉽게 소화되는 음식을 소량 먹도록 하자.

- 저녁 식사 후 디저트는 먹지 말자. 저녁 식사를 너무 부담스럽게 하기 때문이다. 대신 과즙이 많은 과일은 좋다.

- 이른 저녁에 식사를 했더니 밤늦게 군것질을 하고 싶다는 충동이 드는가? 저지방 치즈와 대추야자 또는 무화과를 조금 먹어보자. 수면을 유도하는 아미노산인 트립토판이 풍부하게 들어 있다. 저녁 식사 후 마시는 녹차 한 잔도 군것질의 유혹을 물리치는 데 좋은 해결책이다. 숙면을 취하는 데에도 도움을 준다.

지방을 길들여라

과도한 지방 섭취는 몸무게에 좋지 않은 소식이다. 지방을 많이 섭취하면 곧장 몇 인치가 불어난다. 그러니 살을 뺄 생각이 있다면 지방 섭취를 절대적으로 제한해야 한다. 지방의 과다 섭취는 몸무게를 늘리는 데도 한몫한다. 왜냐하면 1그램당 4칼로리를 함유한 탄수화물이나 단백질과 비교할 때, 지방은 두 배가 넘는 1그램당 9칼로리를 함유하고 있기 때문이다.

하지만 지방은 악마가 아니다. 실제로는 에너지를 얻고 뇌를 작동하며 지용성 영양소를 흡수하는 등 건강을 위해 반드시 필요하다. 중요한 것은 올바른 지방을 선택하는 일이다. 그리고 적정량 섭취하는 것이다. 이상적으로는 포화지방산(SFA)과 단일불포화지방산(MUFA), 다중불포화지방산(PUFA)을 같은 비율로 섭취하고 트랜스지방산의 섭취를 피해야 한다. 지방과 맞서기 위한 다음의 두 가지 기본 원칙을 따르자.

- 지방 섭취를 하루 총칼로리의 20~25퍼센트 이하로 유지하자. 지방 섭취 계산법은 다음과 같다. 하루에 대략 1500칼로리를 섭취한다고 가정하면, 25퍼센트는 375칼로리가 된다. 지방 1그램은 9칼로리이므로 375칼로리를 9로 나누면, 대략

지방 40그램을 섭취해야 한다는 결론이 나온다. 하지만 기억하자. 이 40그램에는 음식을 만들 때 첨가되는 가시적 지방과 식품에 원래 들어 있는 비가시적 지방이 모두 포함되어야 한다. 그러므로 간단하게 생각하려면 이런 복잡한 계산 따위는 하지 말자. 그냥 하루에 가시적 지방을 3작은술(15그램) 넘게 사용하지 않으면 된다.

● 영양성분표를 제대로 읽는 법을 배워 비가시적 지방 함량을 확인하자. 당신이 구매하려는 식품이 지방 함량이 높은지 또는 그 식품이 당신의 섭취 가이드라인 안에 들어 있는지는 슈퍼마켓에서 바로 확인할 수 있다. 만약 영양성분표에 지방이 8그램이라고 명시되어 있다면, 그것은 지방이 72칼로리(=8×9) 들어 있다는 뜻이다. 만약 포장지에 쓰인 총칼로리가 150칼로리라면, 총칼로리 중 48퍼센트(=72÷150×100)가 지방이라는 뜻이다. 지방이 너무 많이 들어 있으니 피하자. 아니면 반드시 조금만 먹자.

영양성분표를 볼 때 주의해야 할 또 한 가지는 지방의 총량이다. 일일 권장량을 초과해서 먹고 싶지는 않을 것이기 때문이다. 하지만 성분표에 나와 있는 양이 항상 총량을 의미하는 것은 아니라는 사실을 기억하자. 포장지에 내용물의 총칼로리와 성분별 함량이 쓰여 있다면, 과자가 총 몇 회 제공량인지 알아내 총량을 제공량 횟수로 나눠야 한다. 만약 영양성분표에 '1회 제공량'에 해당하는 수치가 쓰여 있다면, 실제로도 1회 제공량만큼만 먹어야 그 칼로리를 섭취하는 것이다.

기억하자. 지방은 욕할 대상이 아니다. 주의 깊게 다뤄야 할 대상일 뿐이다.

섬유질로 복부 비만을 해결하자

고객의 체중이 증가하는 이유를 알아내려고 했을 때, 다섯 번 중 네 번은 섬유질 섭취 부족이 1위를 차지했다. 섬유질은 우리 식단에서 가장 무시당하는 영양소다. 이런 작은 실수는 날씬한 몸매를 유지하고 싶어 하는 모든 이에게 다름 아닌 '신성모독'이다.

그러니 이 말을 몇 번이고 반복하기 바란다. "섬유질은 나의 가장 친한 친구다." 섬유질을 무시하면 절대 안 된다. 왜냐고? 섬유질의 장점을 한번 나열해보겠다.

- 섬유질이 풍부한 음식은 씹는 데 오래 걸리므로, 음식을 충분히 먹었다는 신호를 뇌에 보낼 시간을 벌어준다.
- 섬유질은 곧 포만감이다. 섬유질은 우리의 위를 비교적 적은 칼로리로 더 오랫동안 가득 채워주므로 배고픔을 억제한다.

섬유질을 먹으면 체중 감량이라는 전쟁에서 절반은 이긴 것이나 다름없다.

- 섬유질은 위장에서 물과 함께 젤 같은 결합물을 형성하므로 소화가 천천히 된다. 그 결과 섬유질이 풍부한 음식은 위장을 비우는 속도를 늦춰준다. 소화가 천천히 되면 글루코스가 혈류로 전달되는 것도 늦어진다. 이러면 인슐린이 더 적게 분비되어 특히 복부의 지방 축적률을 낮추는 데 도움을 준다. 따라서 날씬한 허리로 바뀔 수 있다. 인슐린 수치가 급격히 오르면 우리 몸이 지방을 축적하기 시작하며, 이후 인슐린 수치가 급격히 하락하면 피곤과 배고픔을 느껴서 음식을 더 많이 먹고 싶게 된다. 섬유질을 섭취하면 이런 악순환을 피할 수 있다.

그러면 어떻게 해야 이 친절한 음식을 더 많이 먹을 수 있을까?

가장 쉽고 실용적인 방법은 과일과 채소를 많이 먹는 것이다. 예를 들어 아침 식사 후에 사과 한 개, 이른 저녁에 오렌지 한두 개나 파파야 한 접시, 저녁 식사 때 살짝 볶아낸 채소 한 접시를 먹는 방법이 있다. 이처럼 횟수를 정해놓고 과일과 채소를 먹으면 좋다. 또 한 가지 좋은 방법은 해바라기씨, 참깨, 호박씨 등 견과류 몇 가지와 아몬드, 아마씨를 커피 분쇄기에 함께 넣고 갈아서 고운 가루로 만든 다음, 매일 2큰술 분량만큼 밥에 섞어 먹는 것이다. 시리얼이나 수프, 요구르트에 넣어 먹어도 좋다. 또 다른 팁은 의식적으로 렌틸콩과 일반 콩을 식단에 넣어 먹는 것이다.

또, 통곡류 시리얼 섭취도 늘리자. 내가 지금 말하는 건 현미, 통밀, 귀리, 보리 등이다. 사실 우리는 대부분 정제된 곡류를 먹고 자랐기 때문에 통곡류를 먹기가 쉽지 않을 수도 있다. 내 사촌 중 한 명이 재미있는 요령을 터득했는데 다음과 같다.

상품화해 판매되고 있는 아타(atta, 곡물 가루)를 겨와 80:20으로 혼합해 먹기 시작해, 서서히 40:60으로 겨 함량을 높여나가는 것이다. 사촌은 세 번 중에 한 번은 현미밥이나 통밀 빵으로 요리했다. 여덟 달에 걸쳐 진행한 느린 과정이었지만, 지금 사촌의 가족은 꽤 여러 가지 곡물을 잘 먹고 있다.

또 다른 내 사촌은 가족 규칙을 정해, 흰쌀로 밥을 하거나 파스타 요리를 할 때는 반드시 채소를 많이 섞는다. 아이들이 적어도 일주일에 두 번은 집에서 피자를 만들어 먹자고 하자, 내 사촌은 피자의 도우(반죽)를 통곡물로 만들기로 했다. 이런 절충안을 찾아내면 엄마와 아이들 모두 만족할 수 있다.

이쯤에서 중요한 충고 하나를 하자면, 아침에 반드시 섬유질을 어느 정도 섭취하라는 것이다. 그렇게 하면, 늦은 오후에 극심한 배고픔을 느끼지 않는다. 섬유질이 우리 몸에서 효과적으로 작용하게 하려면 반드시 물을 충분히 마셔야 한다는 사실도 잊지 말자.

기억하자. 살을 빼는 데 성공한 사람과 살을 빼려고 노력하는 사람에게는 공통점이 있다. 그들은 습관적으로 섬유질을 먹는다.

외식할 때는 작은 접시를 고르자

파티에 가든, 뷔페를 가든, 아니면 레스토랑을 가든 외식을 하면서 1000칼로리 이상 섭취하지 않기란 거의 불가능하다. 진수성찬과 유혹의 마수는 우리가 칼로리를 조절할 수 있도록 내버려 두질 않는다. 그렇지 않은가?

하지만 사실 이 말은 틀렸다. 항상 외식하면서도 날씬한 몸매를 유지하는 사람도 많다. 그들이 단지 운이 좋았을 뿐이라고 생각하면 오산이다. 한두 번이라면 몰라도 항상 운이 좋은 사람은 없으니 말이다. 그들은 올바른 방법으로 외식했을 뿐이다.

더 많은 선택이 있을수록 건강하게 먹는 일이 더 어려워지는 건 사실이다. 건강하게 먹기란 결코 쉬운 문제가 아니며, 우리는 모두 이 사실을 잘 알고 있다. 외식을 완전히 끊는 방법을 선택할 수도 없는 노릇이다. 지난 두 달 동안 생일파티,

결혼식, 축하연이 얼마나 많았는지를 떠올려보면 내가 무슨 말을 하는지 알 것이다. 따라서 외식할 때 식사량을 잘 조절하는 법을 익혀두는 것이 체중을 조절하는 중요한 기술이라고 할 수 있다. 그리고 이 일은 충분히 가능하다. 결국 모든 것은 자기 훈련과 상식에 달려 있다. 정말이다!

다음은 당신이 하지 말아야 할 몇 가지 조언이다.

- 음식을 허겁지겁 입에 쑤셔 넣지 말자. 음식을 천천히 넘기며, 먹는 즐거움에 집중하자.
- 무엇이든 조금씩 다 먹어보려고 하지 말자. 이렇게 하면 속이 쓰릴 뿐 아니라 어떤 음식도 제대로 음미하거나 즐기지 못하게 된다.
- 먹을 수 있는 만큼 먹으려고 하지 말자. 튀긴 에그롤은 하나만 담자. 다섯 개는 너무 많다. '뷔페에선 최대한 먹어야 본전 뽑는다' 같은 생각은 하지 말자. 한 그릇 더 먹고 한 개 더 먹을수록 그만큼 값을 치러야 한다는 사실을 기억하자.

다음은 외식할 때 결정에 도움을 주는 몇 가지 규칙이다.

뷔페에서는 세 종류만 먹자 뷔페는 자신을 다스리기 가장 힘든 곳이다. 뷔페에 갔을 때 따라야 할 칼로리 제한 규칙은 다음과 같다. 음식을 접시에 담을 때 단백질 1/4 , 탄수화물 1/4 그리고 채소 1/2이 되도록 균형을 유지하자. 또한 이 세 가지 영양소에서 한 가지씩만 골라 딱 세 종류의 음식만 먹자. 모든 음식을 조금씩 다 맛보려고 한다면 지나치게 많이 먹게 되기 때문이다. 맛이 바뀔 때마다 우리 뇌는 식사를 새로 시작한다고 인식하므로, '배가 부르다'는 느낌을 좀처럼 얻지 못한다.

레스토랑에 가기 전 메뉴를 파악하자 레스토랑에서 음식을 주문해야 할 때는 메뉴 중에서 좋은 음식을 유념해 고르자. 예를 들어 찌거나 구운 채소, 버터 대신 레몬즙을 뿌린 옥수수빵, 그리고 사워크림이나 버터가 들어 있지 않은 구운 감자가 좋다. 닭가슴살이나 칠면조 가슴살처럼 지방이 없는 따뜻한 살코기에 샐러드를 곁들여 먹는 것도 좋은 생각이다. 고깃국물은 되도록 섭취하지 말고, 물을 마시거나 설탕을 첨가하지 않은 차 또는 다이어트 음료를 마시는 것이 가장 좋다. 만약 술을 마셔야 한다면 한 잔만 마시자. 술은 음식을 고르는 데 판단을 흐리게 할수도 있다. 내가 아는 어떤 사람은 아주 영리하게도, 온라인으로 레스토랑의 메뉴를 살핀 후 자신이 주문할 수 있는 가장 건강한 메뉴를 미리 생각해놓기도 한다. 이런 요령은 따라 할 만한 가치가 있다.

디저트는 과일 위주로 외식을 할 때면 고를 수 있는 디저트가 늘 풍부하다. 그래도 눈 딱 감고 조금만 먹자. 다음의 규칙을 따라보자. 접시의 절반을 조그마한 디저트로 채우고, 나머지 절반을 신선한 과일로 채우자. 이상적으로 균형을 유지하자. 디저트를 꼭 먹고 싶은가? 그렇다면 메인 요리를 조금만 먹자.

공복 상태로 파티에 가지 마라 절대 배가 고픈 채로 파티에 가서는 안 된다. 한번은 사교 모임을 엄청나게 즐기는 고객을 만난 적이 있다. 다음은 내가 그 고객에게 파티에서 과식하지 않도록 도왔던 방법이다. 나는 고객에게 '삶은 달걀 두 개와 사과 한 개', '무지방 팝콘 작은 팩 한 봉지와 우유 한 잔', 그리고 '닭 가슴살 통밀 샌드위치와 차 한 잔'이라는 세 가지 간식 선택권을 줬다. 그리고 파티에 가기 전에 이 세 가지 간식 중 한 가지를 먹으라고 말했다. 그 제안은 매우 효과가 있었다.

또 하나의 기가 막힌 아이디어는 외식하기 전에 견과류를 조금 먹어두는 것이다. 왜냐고? 견과류에 들어 있는 좋은 지방이 우리 뇌에 '배가 부르다'는 신호를 보내주므로, 음식을 게걸스럽게 먹지 않고도 식사를 즐기며 자리에 앉아 있을 수 있기 때문이다. 한번 시도해보자. 분명 효과가 있을 것이다.

효과적인 아이디어를 몇 가지 더 소개하겠다.

외식할 때는 몸에 딱 맞는 옷을 입자. 쭉쭉 잘 늘어나는 옷을 입고 외식을 하면 화를 자초할 것이다. 뷔페에서는 음식량을 조절할 수 있도록 작은 샐러드 접시를 선택하고, 절대 뷔페 코너 가까이에 앉지 말자. 접시에 음식을 담은 다음, 그곳을 떠나 먼 자리에 앉자. 빵이 담긴 바구니에서도 멀리 떨어져 앉자.

또, 예전에 나와 내 친구가 공유했던 요령도 있다. 파티에 가서는 언제나 천천히 식사하는 사람 옆에 앉는 것이다. 이렇게 하면 나도 따라서 천천히 먹게 된다. 한번 시도해보자.

도움을 주는 간단한 규칙들

식생활에 도움이 되며 따르기에도 수월한 규칙이 많이 있다. 다음의 규칙들을 가능한 한 많이 따르자.

21-2 규칙 총 스물한 번의 식사 중 두 번은 먹고 싶은 음식을 먹자. 이렇게 하면 즐거운 식사가 몸무게에 나쁜 영향을 미치지 않을 뿐 아니라 상실감도 느끼지 않을 것이다. 단, 무엇을 먹었는지 계속 추적하기 위해 음식 일지를 계속 써나가자.

80퍼센트의 포만감 일본의 외딴 섬인 오키나와의 주민은 세계에서 100세 이상 인구가 가장 많고 비만 인구가 가장 적은 인구 집단이다. 과연 비결이 무엇일까? 그들은 끼니마다 2/3 정도의 배부름(80퍼센트의 포만감)을 느끼면 접시에 음식이 아무리 많이 남아 있어도 식사를 멈춘다. 그들처럼 배가 약간 덜 부를 때 식사를 멈춰보자.

금식하지 말자 음식이 아무리 나쁘더라도 금식하면 안 된다. 금식하면 오히려 음식을 더 갈망하게 된다. 대신, 90/10 식이요법을 실천해보자. 전체 시간 중 90퍼센트 동안은 건강에 좋은 음식을 먹고, 10퍼센트 동안은 먹고 싶은 음식을 마음껏 먹자. 우리 마음이 갈망하는 모든 정크푸드도 이 10퍼센트의 융통성을 주면 여유롭게 충족될 것이다.

최상의 칼로리 비율 다음과 같이 칼로리 섭취를 나누자. 아침 식사는 쉽게 소화되는 음식 위주로 하루 칼로리의 30퍼센트에 해당하는 양을 섭취하고, 점심은 디저트까지 포함해 좀 더 칼로리가 높은 음식으로 30퍼센트에 해당하는 양을 섭취하며, 저녁은 다시 가벼운 음식으로 하루 칼로리의 20퍼센트에 해당하는 양을 섭취하자. 저녁에 소화 능력이 가장 떨어지기 때문이다. 그리고 나머지 20퍼센트는 끼니 중간에 먹는 두 번의 간식으로 섭취하자. 이 방법은 당신이 음식을 언제, 얼마나 먹는지 바로 알아내는 데 도움을 준다. 칼로리를 계산하는 일로 혼란을 겪지는 말자. 대략의 비율을 유지하는 것만으로도 충분하다.

눈으로 먹는 법을 배우자 간단하게 말하자면, TV와 휴대전화를 끄고 식사해야 한다는 뜻이다. 눈으로 보면서 음식을 먹으면 더한 만족감을 느끼게 된다. 더 적은 칼로리로도 기분 좋게 배가 차는 느낌을 경험할 것이다. 음식을 급하게 먹거나, 다른 무언가를 하면서 먹으면 포만감을 느끼기 힘들다.

단백질을 충분히 섭취하자 탄수화물과 단백질을 항상 함께 섭취하자. 밥은 달(dal, 마른 콩류에 향신료를 넣고 끓인 인도의 스튜를 총칭하는 말)에 곁들여 먹고, 빵에는 땅콩버터를 발라 먹자. 단백질은 우리 몸에 탄수화물이 흡수되는 속도를 늦춰 세로토닌의 분비량을 줄인다. 이는 혈당이 급격하게 오르내리는 것을 방지하고 포만감을 지속하는 데 도움을 준다.

칼로리가 낮은 음식을 먼저 먹어라 접시에 담긴 음식 중 칼로리가 낮은 음식을 먼저 먹고 나서 다른 음식을 먹자. 다시 말해 샐러드, 채소, 수프를 먼저 먹고 고기와 녹말로 된 음식을 나중에 먹는 것이다. 이렇게 하면 고기와 녹말로 된 음식을 먹을 때쯤에는 더 적게 먹어도 충분히 포만감을 느낄 수 있다.

단 음식을 먹는 시간 제발 배부르게 식사하고 나서 단것을 또 먹진 말자. 그런 행동은 인슐린 생성을 촉진해 지방이 더 많이 쌓이게 한다. 이상적으로는 저녁 식사보다는 점심을 먹은 후에 단것을 먹는 것이 좋다. 추가로 섭취한 칼로리를 몸이 소모할 수 있도록 시간을 충분히 주어야 하기 때문이다.

이런 기억하기 쉬운 규칙을 지켜나간다면, 머지않아 몇 인치가 줄어든 허리선을 보게 될 것이다.

허겁지겁 먹지 마라

천천히 먹어라. 아마 많이 들어본 말일 것이다. 이 말은 별로 대수롭지 않게 들릴 수도 있지만, 정말 효과가 있다. 그런데 왜 그런지 이유를 알고 있는가?

천천히 의식하며 음식을 먹는 것은 날씬한 몸매를 유지하는 데 정말 중요한 일이다. 왜 그럴까? 음식을 먹음으로써 증가한 포도당 수치에 뇌가 반응하기까지, 그래서 뇌가 '배가 부르네'라는 메시지를 받기까지 대략 20분이 걸리기 때문이다. 음식을 엄청나게 빠른 속도로 먹으면, 결국 원래 먹어야 하는 양보다 훨씬 더 많은 양을 먹게 된다. 그러므로 먹는 일을 제때 멈추기 위해 20:20 규칙을 따르길 바란다. 음식이 입 속에서 거의 액체 상태가 될 때까지 스무 번씩 씹자. 몇 번 씹었는지 일일이 셀 수는 없을지언정, 음식을 먹을 때는 적어도 자리에 앉아서 제대로 씹어 삼키자. 이 방법은 소화계에 부담을 덜어줄 뿐 아니라(소화는 침에 들어 있는 효소 작용에서부터 시작하므로), 위가 뇌에 그만 먹으라는 신호를 보낼 수 있도록 시간을 벌어줄 것이다.

절대로 음식을 허겁지겁 먹지 말자. 언제나 편안한 마음으로 음식을 즐기자. 또한 정신을 산만하게 하는 환경을 없애고 먹는 일에 집중하자. TV도 끄고 인터넷도 꺼두자. 식사를 하는 데는 시간이 그렇게 오래 걸리지 않는다. 그리고 맛을 음미하며 먹는 시간을 마련하면 살을 빼는 데에도 도움이 된다. 먹는 동안 음식의 풍미와 맛, 질감을 인식하는 일이 소화 과정에서 중요한 부분을 차지하기 때문이다. 만약 이것들을 잘 인지하지 못한 채 음식을 먹으면, 신진대사 효율을 60~70퍼센트만 사용하게 된다. 낮은 효율의 신진대사 작용은 곧 체내에 더 많은 지방이 축적됨을 뜻한다.

절대로 음식을 바쁘게 먹거나 봉지째 먹지 말자. 음식은 항상 접시에 담아 먹자. 봉지째 먹으면 자기도 모르는 사이에 정말 많은 지방과 칼로리를 섭취하게 된다. 그러므로 다음부터는 감자칩을 입으로 바로 가져가지 말고 한 움큼만 집어서 접시에 담자. 봉지는 밀봉해서 멀리 치워두자. 그리고 감자칩을 먹는 동안 의자를 바짝 당기고 앉아서 먹자. 항상 그렇게 하자.

이런 영리한 속임수도 한번 써보자. 점심이나 저녁을 먹기 전에 뜨거운 수프를 먹자. 왜냐고? 뜨거운 수프는 빨리 먹을 수 없으므로, 소화관이 뇌에 포만 신호를 보낼 수 있는 시간을 벌어주기 때문이다. 수프 다음에 나오는 음식을 먹기 시작할 때쯤에는 음식을 게걸스럽게 먹으려고 달려들지 않게 될 것이다.

천천히 음미하며 집중해서 먹으면, 음식이 훨씬 맛있게 느껴진다. 주의를 산만하게 하는 모든 것을 치워버리고, 천천히 먹자.

1회 섭취량을 계산하자

문제는 우리가 자주 과식을 한다는 것이다. 그것이 좋은 음식이든 나쁜 음식이든 말이다.

잘못이 꼭 우리에게만 있다고 볼 순 없다. 우리 눈이 TV나 마트, 레스토랑에서 흔히 보는 음식의 양에 길들어 있기 때문이다. TV나 마트, 레스토랑에서 제공하는 식품의 1회 제공량은 대부분 그 양이 어마어마하다. 우리는 자연스레 그만큼의 양을 먹어야 한다고 여긴다. 정신 차리자. 포장되어 판매되는 음식 대부분은 섭취 적정량에 맞지 않으며, 정상적인 1회 섭취량보다 훨씬 더 많은 양을 담고 있다.

기억하자. 공짜 점심 같은 것은 없다.

이런 사실은 명백히 고지방·고칼로리의 나쁜 음식에 해당할 뿐 아니라, 저칼로리 음식에도 마찬가지로 적용된다. 아무리 몸에 좋은 음식이라도 너무 많이 먹으면 칼로리 혼란을 일으킬 수 있기 때문이다. 물을 제외한 어떤 음식도 칼로리가 0인 것은 없다. 그러므로 만약 특정 음식을 필요 이상으로 먹으면, 더 많은 칼로리를 얻게 되는 것이다. 그리고 이것은 모두 합산된다. 아무리 좋은 음식을 통해 칼로리를 섭취했더라도 말이다. 그러므로 '1회 섭취량 조절'이라는 말을 당신의 체중 감량 어휘에 당장 추가해 실천하자.

1회 섭취량 조절이란 정확히 무엇을 뜻할까?

첫째, 1회 제공량과 1회 섭취량의 차이를 이해하자. 1회 제공량은 제품의 영양성분표에 표시되어 있는 식품의 양을 말한다. 반면, 1회 섭취량은 우리가 한 번에 먹기로 하는 음식의 양을 말한다. 예를 들어 시리얼 포장지에 쓰인 1회 제공량이 30그램이면 우리는 그만큼을 뚝딱 먹어치울 것이다. 하지만 그 양은 1회 섭취량의 거의 두 배에 가깝다. 당연하게도, 칼로리 섭취 또한 두 배가 된다.

그러면 각기 다른 음식의 적절한 1회 섭취량을 어떻게 알 수 있을까? 계량컵 세트를 들고 다니며 일일이 재볼 필요는 없다. 1회 섭취량을 가늠할 때 손바닥, 손가락, 엄지손가락이 아주 유용하다. 예를 들어 고기나 생선은 손바닥 크기만큼이

딱 알맞다. 대략 120그램이다. 치즈의 1회 섭취량은 엄지손가락 크기 정도로 30그램가량 된다. 채소나 과일의 1회 섭취량은 테니스공 크기 정도다.

집에서 식사를 할 때는 조금 더 작은 접시와 잔을 사용하자. 음식은 항상 먹기 전에 접시에 담아내자. 음식을 접시에 얼마나 많이 담을지를 신중하게 결정하자. 외식을 할 때는 대체로 제공되는 양보다 적게 먹자. 절반은 포장해 와서 다음 식사 때 먹든지, 다른 사람과 나눠 먹든지 하자.

1회 섭취량을 알면 당신이 매일 얼마나 많은 칼로리를 추가로 먹는지 알 수 있다. 그러니 1회 섭취량을 조절하는 법을 의식적으로 연습하자.

탄수화물을 꼭 먹어라

탄수화물 섭취가 좋은지 나쁜지 따지는 것은 이제 그만두자. 탄수화물을 적절히 섭취하는 것이 균형 잡힌 식단을 위해 필요한 부분이라는 사실은 확실하게 결론이 났다. 몸이 제대로 기능하게 하려면 모든 사람은 매일 특정한 양의 칼로리를 섭취해야 한다.

최근에 유행하는 다이어트법이나 체중 감량 베스트셀러

에서 주장하는 바가 무엇이든 간에, 살을 빼겠다고 탄수화물을 멀리하는 것은 큰 잘못이다. 우리는 몸에 좋은 탄수화물을 섭취하여 몸이 기능하는 데 필요한 에너지를 얻어야 한다. 탄수화물을 통해 얻는 에너지는 우울함과 무기력함 없이 하루를 보낼 수 있게 해준다. 또한 탄수화물 섭취를 끊으면 초기에는 몸에서 수분이 빠르게 빠져나가면서 갑작스럽게 살이 확 빠지지만, 이후 호르몬 균형이 완전히 파괴될 수도 있다. 그러므로 탄수화물을 끊는 일이 당신을 날씬한 나라로 데려다주는 에스컬레이터라는 생각에서 빠져나오자.

더 좋은 전략은 탄수화물을 현명하게 골라 식단에 포함하는 것이다. 모든 탄수화물이 똑같진 않기 때문이다. 탄수화물은 얼마나 정제됐느냐에 따라 좋은 것일 수도, 나쁜 것일 수도 있다. 섬유질을 모두 걷어낸 정제된 탄수화물은 한 시간여 만에 빠르게 에너지를 제공한다. 그러나 얼마 가지 않아서 에너지가 급격히 하락하며 눈 깜짝할 사이에 다시 배고픔을 느끼게 한다. 반면, 정제되지 않은 탄수화물은 에너지를 서서히 제공해 혈당 수치를 덜 변화시킨다. 그리고 에너지를 더 꾸준히, 더 오랫동안 공급하므로 오랫동안 배부름을 느끼게 한다. 우리가 따라야 할 간단한 규칙은 탄수화물을 적절하게, 그리고 종류를 바꿔가면서 다양하게 섭취하는 것이다. 이렇게 하면 맛과 건강을 둘 다 충분히 얻을 수 있다.

다음의 간단하고 논리적인 단계를 따라 에너지를 공급하

는 음식을 올바르게 선택하자.

정제되지 않은 곡물을 선택하자 가능한 한 질 높은 탄수화물을 고르자. 몸에 좋은 천연의 미정제 탄수화물 또는 최소한으로 정제된 탄수화물을 선택하자. 정제 밀가루로 만든 파스타나 미리 구워 포장한 가공 탄수화물 대신 과일이나 채소, 통곡물과 같은 가공되지 않은 탄수화물을 의식적으로 먹자. 덜 가공된 식품은 설탕을 덜 포함하는 경향을 띠므로, 지방 저장 호르몬인 인슐린 수치가 체내에서 안정적으로 유지된다. 반면, 정제된 음식은 인슐린 분비를 촉진해 체내에 지방을 저장하라는 신호를 보낸다. 흰쌀도 적당히 섭취하는 한 괜찮다.

섬유질이 풍부한 탄수화물 섬유질이 풍부한 음식을 한번 찾아보자. 이런 음식은 소화되는 데 시간이 더 오래 걸리므로 혈당치를 천천히 증가시킨다. 일반적으로 모든 과일과 채소는 몸에 좋은 탄수화물 음식이다. 콩류, 견과류, 씨앗류 역시 질 좋은 탄수화물 음식이다.

탄수화물 섭취에 이상적인 하루 식단은 다음을 참고하자.

- 아침 식사로 귀리나 통곡물로 만든 빵을 먹자.
- 점심으로 쌀이나 통곡 차파티에 잎이 많은 녹색 채소와 호

박, 오이, 그리고 달 수프나 라즈마(rajma, 진한 육수에 붉은 강낭콩과 향신료를 넣고 끓인 인도 음식) 또는 차나(chana, 주로 병아리콩으로 만든 인도 음식)를 곁들여 먹자.

- 점심 식사와 저녁 식사 사이에 말린 자두와 견과류, 씨앗류를 먹자.
- 하루를 잘 마무리하는 저녁 식사로 로티(roti, 번철에 구워 만드는 빵의 일종)나 통곡 이들리(idli, 인도식 떡) 또는 도사(dosa, 쌀가루로 만든 인도식 팬케이크)에 브로콜리나 양배추, 잎이 많은 채소를 곁들여 먹자.

마지막으로 조언을 하나 더 하자면, 하루에 절반은 통곡물을 먹는 '반(半) 통곡식'을 얼마간 진행해보자. 이렇게 하면 균형을 더 잘 이룰 수 있을 것이다. 처음엔 식감이 거칠다는 느낌을 조금 받겠지만, 틀림없이 해낼 수 있을 것이다.

철분이 부족하면 살이 찐다

몸집이 우람한 사람에게 헤모글로빈(철분) 수치를 검사해 오라고 요청하면, 그들은 예외 없이 나를 어이없다는 듯 쳐다본다. '이 몸무게로 빈혈이 있겠소?' 하는 표정이다. 하지만 뚱뚱한 몸에도 빈혈기 있는 창백한 얼굴이 매우 자주 보인다.

날씬한 몸매를 유지하기 위해, 철(역기)을 들어 올릴 필요는 없지만 철(철분)은 꼭 먹어야 한다. 왜냐하면 당신이 예상하는 것과 정반대로, 체내 철분이 부족하면 살이 찌는 경향이 있기 때문이다. 그렇다. 창백하고 허약해지는데도 몸무게는 여전히 증가할 수 있다. 왜 이런 일이 일어나는지 궁금한가? 관련성은 꽤 간단하다.

우리 몸은 스스로 철분을 만들어내지 못하므로 반드시 식사를 통해 공급받아야 한다. 철분 공급이 이뤄지지 않으면 세포에 산소가 충분히 공급되지 못한다. 우리 몸 곳곳으로 산소를 공급해주는 운반체인 헤모글로빈이 철분으로 만들어지기 때문이다. 산소를 제대로 공급받지 못하면, 우리 몸은 신진대사를 늦춤으로써 그 결핍을 보상한다. 그리고 신진대사가 늦어지면 칼로리를 덜 소모하게 되고, 이는 곧 체내에 지방을 더 축적하는 결과를 낳는다.

이 모든 것이 의미하는 바는 체내 철분 결핍이 단지 빈혈만 일으키는 것이 아니라, 장기적으로 볼 때 몸무게 증가로 이어질 수 있다는 것이다. 이뿐만 아니라 지속적으로 피곤함을 느끼면 운동을 하지 않을 가능성도 커지므로 걱정거리가 더 늘어난다.

마그네슘도 똑같이 중요하다. 마그네슘은 우리 몸의 세포에 에너지를 제공해 신진대사를 활성화하는 무기질이다. 철분과 마그네슘을 의식적으로 충분히 섭취하자. 살찌는 것이 싫다면 말이다. 그리고 비타민C도 충분히 먹자. 비타민C는 음식에 든 철분이 체내에 더 잘 흡수되도록 도와준다.

그렇다면 어떻게 이런 영양소를 섭취할 수 있을까? 사실 이건 너무나 쉽다. 철분이 풍부하게 함유되고 지방은 없는 살코기, 간, 강화시리얼, 대두 등을 규칙적으로 먹자. 그리고 마그네슘의 좋은 공급원인 땅콩, 통밀 빵, 시금치를 접시에 담아내자. 수박과 무화과 같은 신선한 과일에도 철분이 많이 들어 있고 건포도와 살구, 대추, 자두, 복숭아에도 많이 들어 있다. 비타민C를 풍부하게 섭취하려면 브로콜리와 피망, 딸기, 감귤, 파파야, 콜리플라워 같은 음식을 먹는 게 좋다. 암라(amla, 인도 구스베리)도 매일 꼭 먹자.

이런 무기질을 충분히 섭취하면 조각같이 날씬한 몸매가 더 앞당겨 실현될 것이다.

~

설탕이 5킬로그램을 찌운다

당신은 하루에 설탕을 얼마나 먹을까? 잘 모르겠다면, 다음 방법을 따라 해보자. 하루 동안 차, 커피, 레모네이드, 디저트를 먹을 때마다 섭취하는 설탕이 몇 숟가락인지 꼼꼼히 세어보자. 그리고 그에 해당하는 양의 설탕을 빈 컵에 담아보자. 하루가 끝날 무렵이면 종일 섭취한 설탕의 양을 확인할 수 있을 것이다. 같은 방법으로 소금 섭취량도 알아낼 수 있다.

한 번에 한 숟가락 정도밖에 안 되는데도 하루 전체로 치면 상당한 양이 된다는 것을 확인했을 것이다. 작은술 하나에 담기는 설탕이 거의 20칼로리이므로, 하루에 5작은술만 먹는다 치더라도 100칼로리나 된다. 1년이면 3만 6500칼로리(=100×365)에 달한다. 간단한 계산을 하나 해보자. 몸무게 약 1킬로그램이 느는 데 약 7000칼로리가 필요하므로, 설탕 섭취만으로 1년에 약 5킬로그램이 더 찔 수 있다.

우리는 지금 차나 커피에 넣는 설탕만을 이야기하고 있다. 굴랍자문 하나에는 설탕이 4~5작은술 들어가며, 350밀리리터 콜라 한 캔에는 설탕이 약 40그램, 즉 10작은술 정도 들어 있다. 자, 다시 한 번 계산해보길 바란다.

그리고 갈색 설탕과 메이플 시럽, 꿀은 체중 감량 측면에서 흰 설탕의 좋은 대안이 되지 못한다는 점도 명심하기 바란다. 칼로리 면에서는 흰 설탕과 다를 바가 없다.

분명, 우리는 단것을 좋아하는 우리의 본성과 완전히 이별할 수 없다. 그리고 전혀 그럴 필요도 없다. 하지만 사전 대책을 마련하는 데 도움이 될 만한 몇 가지 조처는 할 수 있다.

● 설탕은 더 적게 먹으면 먹을수록 좋다. 음료에 타는 설탕의

양을 절반으로 줄이자. 그러면 하루에 1~2작은술 정도가 될 때까지 서서히 양을 줄일 수 있다.

- 설탕은 우리가 먹는 일반 설탕만 있는 것이 아니다. 시리얼 바에서 샐러드드레싱에 이르기까지, 심지어는 그래놀라, 향을 첨가한 요구르트, 즉석 미숫가루, 단백질 바, 과일 통조림처럼 외견상 건강에 좋아 보이는 음식에서도 설탕을 찾을 수 있다. 게다가 주스, 스포츠음료, 아이스티 등에도 여지없이 설탕이 들어 있다. 영양성분표를 주의 깊게 읽자.

- 과일을 더 많이 먹자. 과일에 든 천연 설탕은 달콤한 맛을 향한 우리의 갈망을 충족하는 데 도움을 준다. 또한 다량의 섬유질과 비타민, 미네랄도 섭취할 수 있다.

- 설탕에 대한 갈망을 떨치기 위해 영양가 높은 아침 식사로 하루를 시작하자. 그러면 혈당이 안정적으로 유지돼 단맛을 덜 찾게 된다. 세끼 식사량을 줄이는 것도 도움이 된다.

- 문제를 더 악화시키는 건 감미료다. 감미료 자체는 0칼로리지만, 불행하게도 단맛을 향한 갈망과 입맛을 지속시킨다. 따라서 목적을 충족하지 못하므로, 가까이 두지 말자.

날씬한 허벅지를 원하는가? 그렇다면 설탕을 줄이자.

우유는 지방을 태운다

우유와 치즈, 요구르트로 냉장고를 채우면 살을 빼고 지방을 태우는 일이 좀 더 쉬워진다. 놀라운가?

유제품이 바로 칼슘의 훌륭한 공급원이기 때문이다. 칼슘은 뼈를 튼튼히 유지할 뿐만 아니라 지방의 신진대사를 원활히 해주므로 체중 감량에 탁월한 이점이 있다. 분명한 사실은 칼슘을 너무 적게 섭취하면 지방을 태우지 않고 저장하도록 하는 '칼시트리올'이라는 이름의 화학물질이 분비된다는 것이다. 우리 몸에 칼슘 농도가 적당하면 칼시트리올 수치가 낮게 유지되어 지방을 저장하지 않고 연소할 수 있다.

그렇다고 해서 '우유를 마시면 살이 빠진다'라고 단순하게 생각해서는 안 된다. 하지만 살을 뺄 때 많은 사람이 그러하듯이 식단에서 유제품을 완전히 없애는 것은 살을 빼는 데 그다지 좋은 생각이 아니다.

칼슘을 충분히 섭취하려면, 다음의 사항을 따르자.

저지방 유제품을 고르자 이 말은 칼슘을 섭취한다는 핑계를 대며 각설탕을 두 개나 넣은 큰 사이즈 커피에 제멋대로 '크림을 추가로' 주문해서는 안 된다는 뜻이다. 각설탕 두 개는 50칼로리 정도를 추가할 뿐이지만, 크림은 훌륭한 아침 식사와 맞먹을 정도의 칼로리와 지방을 함유하고 있다. 사실 유제품은 알코올이나 지방과 같아서 우리가 건강에 이로운 선택을 할 수도 있고, 그렇지 못한 선택을 할 수도 있다. 하루에 유제품을 3회 제공량 먹도록 노력하되, 살이 빠지는 혜택을 제대로 보기 위해서는 일정 분량을 저지방 유제품으로 섭취하자. 저지방 요구르트 한 컵, 탈지유 한 컵, 저지방 치즈 한 조각, 코타지 치즈 등을 선택하자. 그릭 요구르트(Greek yoghurt, 첨가물 없이 원유와 유산균으로만 만든 요구르트)도 괜찮다.

유제품을 간식으로 먹자

- 간단히 휴대하는 간식으로 요구르트나 코타지 치즈를 먹자.
- 달콤한 음식을 만들 때는 탈지유를 사용하자. 지방과 칼로리 함량은 낮고 칼슘은 풍부한 무가당 푸딩을 만들어보자.
- 과일과 저지방 요구르트를 섞어 얼린 후 얼음과 함께 갈아서 스무디를 만들자.
- 물 대신 우유 200밀리리터를 넣고 토마토 수프를 잽싸게 만들어 점심으로 먹자.
- 우유나 요구르트로 만든 스무디는 이른 아침 식사로 유제품을 섭취하는 좋은 방법이다. 저녁 간식으로도 훌륭하다.

나는 칼슘 보충제를 섭취하는 것을 권장하지 않는데, 약이 아닌 음식에서 얻은 칼슘에서만 지방을 연소하는 성분이 활성화되기 때문이다. 약에는 없지만 음식에는 있는 요소, 즉 영양소와 효소들이 상호 상승 작용을 하기 때문일 것이다.

주말에는 지방을 피해라

주말은 확실히 힘들다. 자유 시간은 많고 먹을거리는 넘쳐나는 데 반해, 운동할 일은 거의 없으니 말이다. 이런 불운의 트리오는 대개 불어나는 살로 마무리된다.

의식한 대로든 단순히 습관대로든, 우리는 주말 동안 하루에 대략 400~500칼로리를 더 섭취한다. 토요일이니까 브런치로 바투라 촐라(bhatura-chola, 공갈빵처럼 부푼 난에 카레를 곁들여 먹는 음식) 정도는 먹어주고, 토요일 밤이니까 카초리 한두 개쯤은 먹어줘야 한다. 이틀이나 되는 자유 시간 동안 이런 식으로 먹으면, 족히 1500칼로리는 더 섭취하는 셈이다.

주말에 추가로 먹는 음식 칼로리를 더한 후, 1년 동안의 주 수를 48로 잡고 계산해보자. 그러면 주말에 먹는 음식이 어찌하여 체중 증가의 원인이 되는지 알 수 있을 것이다. 48주 × 1500칼로리는 7만 2000칼로리다. 1킬로그램 증가하는 데 7000칼로리가 필요하므로, 1년에 무려 10킬로그램이 증가한다는 계산이 나온다. 이쯤만 되어도 꽤 괜찮은 편이다.

주말 상황이 더 나빠지면, 다시 말해 외식이 너무 잦아지면 살은 훨씬 더 빨리 붙는다. 친구를 만나는 모임을 포함하면, 칼로리 숫자는 끝도 없이 올라갈 것이다. 그나마 괜찮은 주말에는 아마 한 번 정도 외식을 할 것이며, 모임이 많은 바쁜 주말에는 서너 번 외식할 때도 있을 것이다. 예를 들어 금요일 저녁에 회사 동료와 회식을 하고, 토요일 저녁에 동네 친구를 만나며, 일요일에 가족과 함께 나들이하면서 아침 겸 점심을 먹을 수도 있다. 좋든 싫든 간에, 집 밖에서 식사를 하면 집에서 먹는 것보다 칼로리를 40~50퍼센트 정도 더 섭취하게 된다. 인도에서조차 패스트푸드 음식점이 주말 외식 문화로 자리 잡고 있는데, 패스트푸드 음식점에 가면 한 끼 식사로 1500칼로리 이상을 먹게 된다. 한번 계산해보길 바란다.

문제가 더 심각해지는 이유는 바로 우리가 주말에 빈둥거리는 시간이 많음에도 이런저런 핑계를 대며 운동을 하지 않는다는 것이다. 평소보다 섭취하는 칼로리는 많고 소모는 덜 하는 것이다.

어떻게 해야 할까?

주말 체중 증가의 덫에서 벗어나야 한다고 해서 금 · 토 · 일요일이 주는 즐거움까지 포기해야 한다는 뜻은 아니다. 하지만 지뢰밭에서 싸우기 위해 준비 태세는 갖춰두는 것이 좋을 것이다. 매 주말을 휴가처럼 맞되, 음식의 광란은 피하자. 어느 때보다 힘찬 활동이 필요한 때이므로, 주말에 정기적으로 할 수 있는 운동 계획을 세우자. 일요일 정도는 운동을 쉬어도 괜찮을 것이다. 그리고 절대로 배가 고픈 상태에서 파티에 가진 말자.

그리고 마지막 비법 한 가지가 있다. 만약 주말에 음식을 엄청 많이 먹어댔다면, 그리고 앞으로도 가끔 그럴 생각이라면 월요일과 화요일을 속죄의 날로 삼는 것이다. 주말에 마음껏 늘렸던 칼로리를 빨리 태워 없애자.

수프를 먹어라

'왜 그런지' 잘 모르겠지만, 날씬한 사람들은 대부분 수프를 좋아한다. 정말 왜 그럴까? 답은 간단하다. 수프가 날씬한 몸매를 유지하는 데 완벽한 음식이기 때문이다.

어떻게 그럴까?

수프는 칼로리를 줄일 수 있는 확실하면서도 힘들지 않은 방법이므로, 체중에 신경을 쓰는 사람에게 친구 같은 음식이다. 크림이나 치즈를 넣지 않는 한, 수프는 적은 칼로리로 배를 부르게 한다.

게다가 수프는 언제 먹어도 좋다. 수프와 샐러드는 충분한 한 끼 식사가 될 수 있고, 배고픔을 달래주는 간식으로도 활용할 수 있다. 식사 전에 수프를 먼저 먹자. 그러면 식사를 평소보다 덜 하게 된다. 퇴근 후 집에 돌아와서 사모사나 과자, 인스턴트 면과 같은 고칼로리 간식을 먹는 대신 수프를 먹어보자. 육수로 만들었든 채소 국물로 만들었든, 수프는 배를 채워줄 뿐만 아니라 섬유질도 충분히 공급해준다.

사실 수프는 우리 몸에 필요한 영양소를 채워주는 완벽한 음식이다. 대부분의 요리법이 채소에 들어 있는 필수 영양소를 제거해버리지만, 수프는 비타민과 미네랄을 대부분 보존한다. 그리고 수프는 어떤 것이든 첨가해 요리할 수 있다. 평소 같았으면 먹지 않았을 채소까지도 말이다.

비교적 칼로리가 더 높은 크림 수프조차도 튀김이나 사탕과 같은 나쁜 간식과 비교했을 때 더 낫다. 다음에 제시된 칼로리를 비교해보자. 내 말이 무슨 뜻인지 금방 알게 될 것이다.

간식으로 작은 빵이나 과자 한 조각을 먹는 대신 수프 한 그릇을 먹으면 기분도 훨씬 좋아진다.

쉽고 빠르게 조리할 수 있다

수프는 무엇을 넣어 만들지 생각해내기도 쉽고, 심지어 빠르게 만들 수 있다. 채소, 곡류, 닭고기 등 먹다 남은 재료를 이용해 상상력을 동원하자. 그리고 몇 가지 기본 채소를 더하자. 그러면 후루룩 마실 수 있는 아주 맛있고 몸에도 좋은 한 그릇의 식사가 준비된다. 어떤 것이든 수프의 재료가 될 수 있다. 수프는 누구의 식사로도 잘 어울리며, 다양한 입맛을 가진 사람들에게 똑같이 효과적이다. 뜨겁게 또는 차갑게, 매콤하게 또는 순하게, 걸쭉하게 또는 맑게, 고기 위주로 또는 채소 위주로 다양하게 만들 수 있으므로 수프는 모든 맛과 모든 풍미를 충족한다. 사실 어느 문화, 어느 요리법에든 수프는 꼭 있다.

언제든지 바로 먹을 수 있다

이것이 바로 내가 수프에서 가장 좋아하는 점이다. 이 창작 요리는 늘 즐길 수 있을 뿐 아니라 얼려놓았다가 나중에 먹을 수도 있다. 가끔은 일주일 후에 먹을 수도 있다. 나는 냉장고에 잠깐 넣어두었다가 먹을 때가 더 맛있다고 생각한다. 한번 시도해보자. 또한 수프는 휴대할 수도 있다. 점심으로 사무실이나 학교에 가져가 보자. 밀봉이 잘 되도록 반드시 뚜껑이 있는 용기를 사용해야 한다. 수프 국물을 휴대용 머그잔에 담으면 차를 운전할 때도 가져갈 수 있다. 정말이지 수프를 식단에 포함하지 않을 이유가 없다. 수프는 뜨겁든지 차갑든지 아주 맛있다.

나는 내가 상담했던 모든 고객이 수프의 팬이 되게 하려고 애쓰고 있다. 그리고 그렇게 됐던 사람 누구에게서도 후회

수프 한 그릇의 칼로리

맑은 수프 (채소, 닭고기, 양고기, 해산물)	20~40칼로리
포장 수프	100~150칼로리
크림 수프 (버섯, 닭고기, 토마토)	200~220칼로리

다양한 간식 칼로리

사모사 1접시(2조각)	300칼로리
스프링롤 1접시(2조각) (밀가루나 쌀가루로 전병처럼 만들어 소를 넣고 튀긴 음식)	480칼로리
차트 파프리 1접시(6~8조각) (바삭하게 튀긴 과자 파프리에 여러 가지 토핑을 가미해 먹는 간식)	250칼로리
알루 티키 1접시(2조각) (감자 패티에 주로 콩으로 소를 채워 튀긴 음식)	300칼로리
파코다 1접시(8~10조각) (여러 가지 채소 파코다)	330칼로리
인스턴트 국수 1접시(100g)	440칼로리
다양한 비스킷 1접시 (초콜릿, 잼, 버터가 발린 비스킷 8~10개)	500칼로리
햄버거용 패티 1개 (채소, 치즈, 버섯, 닭고기, 양고기)	300~400칼로리
포장된 웨이퍼 1봉지(100g) (튀김 과자)	550칼로리

나 불만 섞인 말을 들어본 적이 없다. 수프와 친해지려면 처음에는 약간의 노력이 필요하지만, 수프를 먹는 일은 습관 들이기도 쉽고 수지타산에도 딱 맞는 완벽한 다이어트 방법이다.

간식은 손에 닿지 않는 곳에 두자

"나는 초코칩 쿠키가 정말 싫어. 곧장 내 허벅지로 가서 붙는다니까." 한 친구가 쿠키 통에서 쿠키를 꺼내 우적우적 씹으면서 이렇게 불평했다. 그 쿠키 통은 친구네 식탁 위에 늘 놓여 있었다.

"아니야, 그게 아니지. 오히려 네가 초코칩 쿠키를 너무나 좋아하니까 늘 눈에 보이는 곳에 놓아두는 거겠지"라고 내가 대꾸했다.

살이 찌게 하는 음식은 절대 손이 닿는 곳에 두지 말자. 이게 내가 하려는 말 전부다. 단순한 조치 같지만, 그 보상은 어마어마하다. 물론 좋아하는 비스킷을 사무실 책상 서랍에 넣어두었다가 발표 자료를 준비하면서 하나씩 먹으면 편리하다는 사실을 나도 잘 알고 있다. 집 냉장고에 낱개 포장 아이스크림을 넣어두었다가 저녁 식사를 한 후나 TV를 보면서 꺼내 먹으면, 그리고 차 안에 과자 봉지를 두거나 가방에 초콜릿을 넣어두었다가 교통 체증으로 옴짝달싹 못 할 때 꺼내 먹으면 편하고 좋을 것이다.

하지만 한번 생각해보자. 배가 고파서 이것들을 먹었던가? 그런 경우도 물론 있겠지만, 아마 대개는 배가 고파서가 아니었을 것이다. 지루하거나 인내심이 부족하거나 초조해서 먹었을 가능성이 더 크다. 또는 단지 간식거리가 당신이 먹어주길 기다리며 그곳에 있었기 때문일 수도 있다. 그래서 먹은 것이다.

눈앞에 보이는 음식을 거부하긴 힘들다. 특히 먹기 위해 어떤 준비나 노력을 들일 필요가 없는, 맛있는 정크푸드라면 더더욱 그렇다. 그런 음식을 가까이 두는 것은 음식에 대한 갈망에 굴복하겠다고 선언한 것이나 다름없다. 눈에 안 보이는 책상 서랍 속 철통 안에 든 사탕보다는 눈에 보이는 식탁 위 투명 용기 안에 든 사탕을 우리는 더 빨리 먹어치울 것이다. 왜냐하면 우리는 음식을 '눈으로 먼저 먹기' 때문이다.

그럼 무엇을 해야 할까?

음식을 숨기자 우리 인생에서 불필요한 정크푸드를 완전히 끊어버릴 수 없다면, 최소한 덜 접근하게 하는 환경을 만들자. 음식을 찾으려면 노력을 꽤 해야 하는 장소, 즉 출입이 잦지 않은 구역에 음식을 보관하자. 부엌 찬장의 가장 높은 칸이나 회사 건물의 다른 층에 있는 공동냉장고가 딱이다. 음식을 손에 넣는 일이 더 힘들수록 덜 먹게 될 것이다.

대체 식품을 찾자 다음으로 할 수 있는 일은 정크푸드를 과일 차트(chaat, 과일이나 채소에 향신료를 섞어 만든 서남아시아 요리)나 팝콘, 향료 첨가 요구르트와 같이 몸에 좋은 음식으로 대체하는 것이다. 이런 건강 간식을 눈에 띄는 곳에 둬서 배가 고플 때 쉽게 먹도록 해놓자. 다시 말하면 식탁 위 투명 용기에 사탕이나 쿠키 대신 사과 몇 개를 넣어두라는 뜻이다.

더 간단하게는, 정크푸드를 사지 않는 방법이 있다. 내가 무수한 사람에게 몸무게를 줄여주고 엄청난 보상을 안겨줬던 제안 항목은 바로 식료품 쇼핑 목록에 변화를 주라는 것이었다. 아마 당신도 그런 변화를 꾀할 필요가 있을 것이다.

음식에 대한 갈망을 다스려라

단순히 튀긴 파코라(pakora, 채소튀김) 하나를 먹어서 만족스러움을 느낀다면, 그것은 배고픔이 아니라 갈망에서 비롯한 충동이다. 만약 당신이 이런 충동을 무시하는 법을 익힐 수만 있다면, 이런 갈망은 대개 10분이면 사라진다.

실제로 갈망은 악순환이다. 양배추나 콜리플라워가 먹고 싶어 죽겠다고 생각한 적이 한 번이라도 있는가? 당신의 마음이 '틴다(tinda, 채소의 한 종류)를 먹고 싶어 죽겠어'라고 외치는 소리를 들어본 적이 있는가? 없을 것이다. 하지만 튀김류의 음식을 먹으면, 더 갈망하게 된다. 설탕을 먹으면 더 먹고 싶은 것처럼 말이다.

이것은 지방이나 설탕, 소금과 같은 식재료가 오피오이드(opioid)라고 불리는 화학물질을 혈류로 배출하기 때문이다. 카페인과 알코올도 마찬가지다. 오피오이드는 우리 뇌에 있는 수용기와 결합해 일시적인 만족감과 즐거움을 주는 동시에, 몸에 좋지 않은 화학 불균형을 일으켜 더 많은 음식을 갈망하게 한다. 반면 과일과 곡류, 채소와 같은 천연식품은 몸의 균형을 맞춰주므로 음식에 대한 충동을 제어한다. 갈망은 단순한 감정이 아니라 혼란스러운 화학 반응이 뒤죽박죽 엉킨 결과물인 것이다. 과일, 곡류, 채소와 같은 천연식품 섭취가 부족하면 셀레늄이나 아연, 마그네슘, 비타민과 같은 미량 영양소가 부족해진다. 그러면 체내 불균형이 초래되고, 이는 곧 음식에 대한 갈망으로 이어질 수 있다.

하지만 이것은 일부에 불과하다. 음식에 대한 갈망은 사실 마음에서 비롯하는 것으로, 실제 식욕보다는 또 다른 욕망과 더 관련이 있다. 특정 음식이 먹고 싶다면, 그 주문은 위에서 나온 것이 아니라 뇌에서 나온 것이며 음식을 필요로 하는 것이 아니라 단지 원하는 것이다. 연구들에 따르면 우리가 어떤 음식을 갈망할 때 최소한 뇌의 세 부분, 즉 해마, 섬엽, 미상핵이 활성화된다고 한다.

가끔 정신적 연상 작용이 음식에 대한 갈망을 촉발하기도 한다. 예를 들어 만약 당신이 어른이 된 후로 항상 저녁 식사를 한 다음 디저트를 먹어왔다면, 의식적으로 그런 습관을 없애려고 노력하기 전까지는 평생 저녁 식사 후 배고픔을 느끼게 될 것이다. 그렇다면 차라리 영리하게 생각해 건강에 더 좋은 간식을 챙겨 먹자. 알다시피 어떤 과일은 여느 디저트 못지않게 맛있다. 차가운 머스크멜론은 라두만큼이나, 아니 훨씬 더 맛있을지도 모른다. 당신은 달콤한 해결책까지 얻은 셈이다.

만약 울적하고 기분이 좋지 않을 때마다 인스턴트 면에 손을 뻗는 자신을 발견한다면, 당신 몸에서 위안을 위한 갈망이 작동하고 있는 것이다. 아마 당신은 인스턴트 면이 기분을 좋게 하고, 행복한 기억을 주며, 마음을 가라앉힌다고 여기고 있을 것이다. 이것에 대응하는 방법으로, 인스턴트 면의 양을 반으로 줄이고 채소를 더 추가해 충분히 건강한 식사로 만들 수 있다. 분명 효과가 있을 것이다.

사람은 누구나 신선한 '행복 호르몬'에 흠뻑 젖고 싶어 하며, 나 역시 마찬가지다. 하지만 뇌에서 보상과 즐거움에 관여하는 도파민이라는 신경전달물질의 분비를 촉진하는 방법에는 먹는 것 말고도 많은 방법이 있다. 노래하기, 달리기, 춤추기, 웃기, 사랑하기 등이 모두 도파민 수치를 높여준다. 먹는 것 대신 이것들을 한번 시도해보자.

그렇더라도 "이제부터 초콜릿 케이크를 영원히 먹지 않을 거야!" 같은 말은 절대 하지 말자. 어떤 음식을 거부하려고 노력하면, 머지않아 결국 그 음식을 다시 폭식하게 될 것이다. 이것은 왜 엄격한 다이어트가 역효과를 낳을 수밖에 없는지를 정확하게 설명해준다. 엄격한 다이어트는 제어할 수 없는 충동을 낳는다.

충동을 지연시키는 방법

여기서는 정서적인 면과 생리적인 면 모두를 아울러 양면 공격이 필요하다. 다음의 대응 기제를 실천해보자. 이들 대응 기제가 전쟁을 승리로 이끌어줄 것이다.

- 날마다 세끼를 꼬박 챙겨 먹음으로써 갈망을 제어하자. 절대 끼니를 거르지 말자. 또 신선한 과일(바나나는 정말 훌륭한 음식이다), 채소, 레귐(legume, 콩과 식물), 통곡물처럼 에너지를 서서히 공급하는 음식을 선택하자.
- 기다리는 법을 배우자. 식탁 위에 놓인 비스킷이나 냉장고 안에 든 케이크에 손을 뻗는 일을 15분 정도 참고 미뤄보자.

정말로 배가 고픈 것이 아니었다면, 15분 후에는 먹고 싶다는 욕망이 사라질 것이다.

- '15분 미루기' 게임을 하는 동안, 기분을 전환해보자. 전화기를 집어 들고 친구와 수다를 떨거나 가장 좋아하는 CD를 틀어 음악을 듣자. 노트북을 켠 후 발표 자료를 손보거나 명상을 하자. 아니면 잠시 밖으로 나가 산책을 하자. 절대 TV를 켜서는 안 된다. TV는 음식의 적이 아니라 친구다. 나는 집 주변을 산책하거나 옥상 텃밭에 물을 주러 계단을 오르는 것처럼 몸을 움직이는 활동이 음식에 대한 갈망을 마법처럼 사그라지게 한다는 사실을 발견했다. 한번 시도해보길 바란다.

- 만약 무언가를 꼭 먹어야겠다면, 다른 음식으로 대체해보자. 초콜릿보다는 차가운 저지방 코코아 우유를 한 컵 마시자. 아이스크림 대신 셔벗을 먹고, 라두 대신 대추를 먹자. 쿠키를 한 봉지 다 먹지 말고 한두 개만 먹자. 피자를 두 조각 먹는 대신 얇은 피자 한 조각만 먹자. 아니면 더 영리하게, 슬라이스 치즈를 먹자. 건강한 대체 식품을 찾아내서 당신 자신과 음식에 대한 갈망을 둘 다 만족시키자.

마지막으로 이렇게 한번 해보자. 당신이 과도하게 갈망하는 음식이 무엇인지 확인하고, 완전히 끊어보자. 3주간 절제하고 나면, 문제를 영원히 해결할 수 있을 것이다.

칼로리에 집착하지 마라

내가 아는 날씬한 사람은 대부분 자신이 얼마나 많은 칼로리를 섭취하는지 걱정하지 않는다. 이와는 대조적으로, 살을 빼기 위해 나를 찾아오는 많은 사람은 내가 매일 먹으라고 짜주는 식단에 얼마나 많은 칼로리가 들었는지를 정확하게 알고 싶어 한다. 내가 한 친구에게 '3일짜리 다이어트 식단'을 짜서 이메일로 보내줬는데, 그 친구가 나를 다시 찾아와서는 "3일간의 아침 식사들 사이에 칼로리 부조화가 있는 것 같아"라고 했다. 정확히 그렇게 말했다. 친구는 내게 "이래서야 어떻게 다이어트가 되겠어?"라고 물었다. 나는 그 친구에게 안심하라고 말했다. 왜냐하면 칼로리는 비슷했으며, 50에서 100칼로리 정도는 그렇게 중요하지 않기 때문이다. 게다가 나는 아침 식사끼리의 차이를 그 후 식사들에서 조절했었다.

어쨌든 나는 정확한 칼로리 계산을 고집하는 까다로운 사람이 아니다. 우리가 지금 하고자 하는 일은 칼로리를 더 넣고 덜 넣는 것에 따라 결과를 망칠 수 있는 화학 실험이 아니다. 칼로리가 중요하긴 하지만 내가 다이어트 계획을 세울 때 유일하게 고려하는 대상도 아니다. 왜냐하면 계획은 섬유질과 필수 영양소를 충족하고 포만감을 보장해야 하며, 당신의 좋거나 나쁜 습관, 업무 스케줄, 맛 선호도, 용이성, 편리성 등 모든 요소를 고려해 조화롭게 짜야 하기 때문이다. 특히 당신의 선호에 맞지 않으면 계획은 둘째 날에 바로 폐기될 것이다.

칼로리는 그저 이야기를 구성하는 한 부분일 뿐이다. 칼로리가 이야기 자체가 되어서는 안 된다. 나는 살을 빼려는 사람이라면 반드시 칼로리가 어떻게 작용하는지, 여러 음식에 얼마나 많은 칼로리가 들어 있는지, 어떤 음식이 고칼로리인지, 어떤 음식이 허용 범위 내에 있는지, 그리고 목표로 하는 올바른 식사량은 어느 정도인지 등에 관해 기본적으로 이해해야 한다고 생각한다. 하지만 대략 그 정도면 그만이다. 매일 매 끼니 얼마나 많은 칼로리를 먹었는지 강박적으로 계산하면서 인간 계산기로 변하기 시작하면 상황은 걷잡을 수 없어진다.

왜냐하면 칼로리의 미세한 부분까지 신경을 쓰기 시작하면 똑같이 중요한, 아니 어쩌면 더 중요할 수도 있는 다른 요소들이 부차시되기 때문이다. 그렇게 계속 가다간 완전히 무시될 것이고 말이다. 칼로리는 그런 점에서 어느 정도 과장되어 있다. '지극히 중요한 것'으로 과대 포장되어 올바른 식사를 위한 다른 필수 요소에 그늘을 드리운다.

그래서 나는 다음의 내용을 믿고 실천하며, 다른 사람에게도 이렇게 조언한다. 초점을 정확히 맞추자. 당신이 먹는 소량의 음식까지 일일이 칼로나 콜레스테롤, 단백질 등을 정확히 따져서 일을 어수선하게 하지 말자.

만약 살을 빼고 싶다면 섬유질이 풍부한 음식, 천연 비타민과 무기질을 함유한 음식, 수분을 충분히 함유한 음식, 흥미로운 풍미와 다양한 식감을 주는 음식을 접시에 담는 데 집중하자. 위도 충분히 차고, 뇌도 충분히 만족스러울 것이다. 생리적·정신적으로 포만감을 느끼면, 사람은 적은 양으로도 배부름을 느껴 결국 음식을 덜 먹게 된다. 즉 칼로리를 덜 섭취한다.

칼로리 섭취를 줄이지 않으면 살이 빠지지 않으므로, 칼로리를 줄이는 일은 당연히 중요하다. 하지만 칼로리에만 집착하면 역효과가 나타날 것이다. 그냥 몸에 좋고 본질적으로 건강한 음식을 먹자. 그러면 콜레스테롤과 칼로리는 스스로 다스려진다. 어쨌든, 칼로리 말고도 우리가 인생에서 유념해야 하는 숫자들이 차고 넘치지 않는가? 내가 무슨 말을 하는지 잘 알 것이다. 수입과 지출도 따져야 하고, 신형 아이폰과 신형 삼성폰의 가격도 비교해야 한다. 급격히 오르는 집값을 따라가려면 대출을 얼마나 받아야 하는지도 파악해야 하고, 이 때문에 치솟는 혈압수치도 안정권에 있는지 살펴야 한다. 그러니 칼로리 같은 사소한 문제는 대략적인 범위로만 생각하자.

커피 대신 허브를 넣은 차를 마시자

이 문제에서는 마음을 단단히 먹자. 우리가 매일 섭취하는 칼로리 중 10~14퍼센트는 음식에서가 아니라 음료수에서 온다. 맛 때문에 마시든 갈증 때문에 마시든, 우리가 벌컥벌컥 마시는 음료수는 어떤 것도 0칼로리가 아니다. 다음을 한 번 생각해보자. 아침을 먹을 때 마시는 카페라테 한 잔, 점심 먹을 때 마시는 탄산음료 한 캔, 학교에서 더위를 이기려고 마시는 주스 한 팩, 종일 사무실에서 일하며 마시는 차 여러 잔, 밤에 마시는 와인 또는 맥주 한두 잔. 이 모든 음료를 합치면 1000칼로리를 가볍게 넘기면서 우리의 하루 칼로리 섭취량을 크게 늘려놓는다.

이들 음료가 우리에게 어떻게 해를 끼치는지 살펴보자.

● 우리가 아무 생각 없이 마시는 음료는 대부분 칼로리가 아주 높다. 살찌는 음식이라고 낙인찍으며 먹지 않는 디저트만큼 높은 것도 있다. 요즘 카페에서 볼 수 있는 많은 종류의 커피는 아주 달고 칼로리도 높아서 음료라기보다 오히려 커피에 담긴 케이크라 할 만하다. 자바커피를 그 진한 설탕물 속에 익사시키는 것을 볼 때면, 우리가 정작 커피 맛을 좋아하기는 하는 건지 종종 궁금할 때도 있다. 탄산음료 한 병 또한

아침 내내 헬스장에서 부지런히 뛰며 태워버린 칼로리를 거뜬히 채워놓는다.

- 단지 칼로리 문제만이 아니다. 설탕이 많이 첨가된 음료수는 대부분 과당을 많이 함유하고 있다. 과당을 많이 섭취하면 체내에 계속해서 지방이 쌓인다.

- 게다가 이런 음료수는 대개 영양상으로 얻을 것이 별로 없을 뿐더러 섬유질도 적다. 따라서 어떠한 가치를 더해주지도, 식욕을 만족시키지도 못한다. 또한 이런 음료는 고형식과 달리 식욕이라는 계량기에 기록조차 되지 않는다. 이들 음료는 어떠한 포만감도 주지 않은 채 지방세포로 직행하므로, 우리를 '두 번 죽이는' 음식이다.

살을 빼기 위해서 음료수를 줄여야 함은 너무나 당연한 이치임을 말해둔다. 물론 예외도 있다. 칼슘이 풍부한 저지방 유제품과 두유, 항산화제가 풍부한 무가당의 신선한 토마토·오렌지·포도·채소 주스, 그리고 수프는 식단에 계속 포함되어야 한다. 하지만 나머지 음료는 완전히 끊어야 한다.

음료수를 완전히 끊기가 쉽지 않을 수도 있다. 제대로 끊는 방법은 영리한 대체 음료수를 마련하는 것이다.

- 물은 항상 정답이다. 0칼로리의 물은 갈증을 해소하기 위해 우리에게 필요한 전부이기도 하다. 하지만 맹물을 먹기 힘들

다면 약간의 재미와 흥미를 더해볼 수 있다. 물에 과일 또는 허브를 넣거나 초콜릿, 바닐라, 코코넛 향료를 섞어 재미있는 모양으로 얼려보자.

- 신선한 라임 소다수는 거의 0칼로리이므로 달콤한 탄산음료를 대체할 수 있는, 건강에 좋고 원기도 북돋워 주는 음료다. 물론 설탕 한 스푼과 약간의 소금이 들어 있긴 하지만, 20칼로리밖에 되지 않으며 소량의 전해질도 들어 있다. 그리고 라임 소다수는 체내 흡수도 빨라 갈증을 효과적으로 다스려준다.

벌컥벌컥 들이켜기 전에, 무엇을 마실 것인지 심사숙고해 결정하자. 그리고 영리하게 선택하자.

술과 함께 먹는 음식은 지방이다

일전에 만난 한 고객은 식습관만큼은 교과서 같은 사람이었다. 그는 건강한 식사 규칙을 잘 알고 성실히 따랐으며, 운동도 적절히 병행했다. 하지만 뚱뚱한 뱃살은 그야말로 꿈쩍할 생각도 하지 않았다. 고객은 당혹스러워했지만, 나는 그렇지 않았다. 5분 정도 이야기를 나눈 후 답이 명확해졌기 때문이다. 그는 맥주를 너무나 많이 즐겼다. 슬프게도 그가 술에 관해 알고 있는 정보는 음식에 관한 정보와는 달리 형편없었다. 그는 "맥주 한두 잔이 뭐가 잘못됐죠?"라고 물었다. 진짜 아무것도 모르는 듯했다. 우리 주변에는 체중과 술의 연관성을 잘 모르는 그와 같은 사람이 많이 있다.

연관성이 아주 크다는 사실을 분명히 이해하고, 똑똑히 기억하자.

맥주와 위스키, 와인까지 포함해 자신이 얼마나 많은 알코올을 섭취하고 있는지 확인하기만 해도 살을 빼는 난이도를 10에서 적어도 5로 낮출 수 있다. 알코올은 살을 찌우는 데 정말 몹쓸 정도로 큰 몫을 하기 때문이다.

대체 무슨 일이 일어나는 것일까? 다음의 네 가지 문제가 발생한다.

● 우리가 아무 거리낌 없이 마셔대는 화이트와인은 겉으로는 거의 물처럼 투명하게 보이지만, 실은 엄청난 양의 칼로리를 가지고 있다. 1그램당 7칼로리가량 들어 있으므로, 1그램당 4칼로리가 나가는 단백질이나 탄수화물과 비교했을 때 거의 두 배나 된다. 한 모금 한 모금 마실 때마다 우리 몸 어딘가에서 영락없이 한자리를 차지하는 것이다. 멋진 자태를 보이는 맛있는 칵테일 한 잔에 칼로리가 얼마나 많이 함유되어 있는지 알면 충격을 받을 것이다. 어떤 칵테일은 무려 500칼로리

가 넘는 것도 있으니 말이다. 술은 절대 다이어트 음식이 아니다.

- 술은 체내에 저장되지 않으며 바로 대사된다. 우리 몸에 들어오자마자 아세테이트로 분해되어 주요 에너지원으로 쓰이는 것이다. 그 말인즉슨, 우리가 술과 함께 먹은 다른 음식에서 얻은 칼로리는 알코올에 대사 기회를 빼앗긴 채 그대로 저장된다는 뜻이다. 가령 맥주와 함께 버거를 먹었다면, 버거의 칼로리는 에너지원으로 사용되지 않는다. 대신 우리 몸에 지방으로 저장된다. 맥주 칼로리가 체내에서 우선 처리 대상이기 때문이다.

- 술은 우리의 공복 호르몬에 변화를 줘서 식욕을 자극한다. 식사 전에 마시는 술은 배고픔을 돋울 뿐 아니라, 음식에 대한 기분 좋은 반응을 강화하는 뇌 부위에도 영향을 준다. 그 결과, 술을 마시면 음식을 더 먹고 싶어진다. 알코올이 판단력을 흐린다는 사실도 덧붙여 알아두자. 그러니 꼼짝 없이 살찌는 길 위에 놓이는 것이다.

- 알코올은 일시적으로 '지방의 산화'를 억제한다. 술을 마시면, 우리 몸에 원래 있던 군더더기 지방을 태우기가 더 힘들어진다는 뜻이다.

따라서 살을 찌우려면 고지방·고알코올식 식습관을 갖는 게 가장 쉬운 방법일지도 모른다. 물론 건강하게 살이 붙는 건 아니지만 말이다.

그것이 다가 아니다. 나쁜 뉴스 몇 가지가 더 있다.

술을 습관적으로 마시는 사람은 근본적으로 허리가 없다고 할 만큼 몸의 중간 부분이 더 두꺼워지는 경향이 있으며, 허리와 엉덩이의 비율도 망가진다. 뚱뚱하고 볼품없는 술배가 생기기 쉽다. 물론 술을 그보다 더 심하게 많이 마시면, 다른 기관의 작동이 멈추는 등 더 큰 문제가 발생해 살이 오히려 빠질 수도 있다. 하지만 그렇게 살을 빼고자 하는 사람은 아무도 없을 것이다.

은유적으로 말해서, 와인과 날씬한 허리는 함께 갈 수 없다. 다음에 술을 마실 기회가 생기거든 그 술로 인해 찌게 되는 살을 감수할 가치가 있는지부터 따져보길 바란다. 그럼에도 어쩔 수 없이 마셔야 한다면, 적당한 양을 마시도록 애쓰자. 당신의 자제력을 한껏 발휘해보기 바란다. 한 번에 한두 잔만 마시라고 권하고 싶다.

잘못된 식사는 이틀 안에 만회하자

고의든 아니든 음식을 잘못 섭취해 계획을 망쳐버렸을 때 우리 마음은 두 가지 방법으로 작동한다. 잘못된 것을 바로 잡으려고 굶거나, 극심한 죄책감에 시달리며 훨씬 더 먹게 되거나. 하지만 두 방법 모두 결국 살을 찌게 한다.

그러므로 자신을 벌하는 굶주림도, 죄책감도 모두 피하자. 우리는 인간이며, 각자의 입맛과 취향이 있다. 따라서 어떤 음식이 곧장 엉덩이 부위의 살로 가리라는 사실을 잘 알면서도 그 음식을 먹고 마는 일이 발생한다. 그런 일은 몇 번이고 다시 일어난다. 유혹에 맞서 항상 승리를 거둘 수는 없으니말이다.

이런 잘못을 효과적으로 만회하는 법을 배우는 것이 전략상 더 나을 수도 있다. 그러기 위해 다음의 간단한 규칙을 따라보자. '일탈, 즉 잘못된 식사는 48시간 안에 만회하자.' 무슨 일이 있어도 말이다. 잘못을 저지를 때마다(재차 말하지만 누구나 가끔은 그런 실수를 한다), 반드시 48시간 안에 고치자. 그보다 더 미루면 효력이 없을 뿐 아니라, 내 생각에는 48시간이면 만회하기 위해 노력을 기울이는 데 충분한 시간인 것 같다.

잘못을 만회하는 방법은 상당히 간단하다. 다음 몇 가지 시나리오와 해결책을 한번 살펴보자.

만약 당신이 뷔페식 식사를 대접한 사촌의 약혼식에서 지나치게 많은 음식을 먹었다고 치자. 그러면 이튿날 로티를 비롯한 밥과 빵 등의 탄수화물 섭취를 줄이고, 채소와 과일을 많이 먹고 단백질을 적당량 먹으면서, 하루에 두 번 계단 오르기 운동을 하라. 이렇게 해야 일탈 이전으로 돌아갈 수 있다.

아니면, 뷔페를 먹고 난 후 이틀 동안 저녁 식사를 수프와 채소 위주로 간단하게 먹고 평소보다 걷기 운동을 30분씩 더 하는 방법을 선택할 수도 있다.

만약 당신이 회사 동료와 사모사를 먹었거나 알코올음료를 마시는 등 가벼운 일탈을 했다면, 이후 이틀 동안 수영을 한 시간 정도 더 하면 된다. 마찬가지로 토요일에 브런치로 촐레 바툴레 라씨(chole-bhature-lassi, 매콤하게 맛을 낸 병아리콩 소스와 인도식 튀긴 빵, 요구르트 음료로 차려낸 세트메뉴)를 먹었다면, 그날 점심에는 과일을 먹고 이튿날 저녁에는 수프와 채소를 먹으며, 이틀 동안 계단 오르기 운동을 몇 분씩 하면 만회할 수 있다.

이렇듯 책임지는 자세로 일탈에 맞대응한다면, 칼로리를 억제하는 데 도움이 될 뿐 아니라, 장기적으로는 책임 있게 식사하는 길을 닦을 수 있다. 아마 잘레비(jalebi, 인도식 꽈배기 빵)를 두 개 먹을 것도 하나만 먹을 것이며, 그렇게 함으로써 러닝머신 위에 서야 하는 시간을 줄여갈 수 있을 것이다. 여기에서 핵심은 바로 당신이 자신에게 맞는 방법을 선택할 수 있다는 점이다. 만약 운동을 더 하기 싫다면 먹는 것을 조절하면 되고, 먹는 것을 조절하기 싫다면 먹는 만큼 운동을 더 하면 된다.

균형감각은 대부분의 사람이 이상적인 몸무게를 유지하도록 도와준다. 그것은 전혀 까다로운 협상이 아니다.

더 많이 요리해라

살을 빼려면 집에서 요리하는 횟수를 늘려라. 이런 변화 하나가 당신이 먹는 음식과 당신의 몸무게에 천양지차의 결과를 가져올 수 있다. 집에서 음식을 만들어 먹는 것이 얼마나 대단한 변화를 일으키겠느냐고? '엄청난 변화가 일어난다'가 내 대답이다.

더 나은 재료를 선택할 수 있다 집에서 요리하면 음식에 들어갈 재료를 더 많은 통제권을 가지고 선택할 수 있다. 섬유질이 높고 소금과 설탕, 칼로리가 낮은 재료를 신경 써서 선택하게 된다. 미리 만들어놓은 가공식품에 지나치게 의존한다면, 이런 기회는 얻을 수 없다. 주로 먹는 음식이 통조림이나 진공 팩, 상자 등에서 나온 것들이라면 밥상이 몸에 나쁜 지방과 설탕, 소금, 엄청난 칼로리로 가득 차 있을 것이 불 보듯 뻔하다. 집에서 음식을 만들어 먹는 것은 가공식품의 섭취를 줄이는 확실한 처방이다.

칼로리를 조절할 수 있다 외식하면 접시에 담겨 나오는 음식을 정확하게 파악하기 힘들다. 가지 요리에 기름을 얼마나 썼는지, 중국식 볶음 요리에 화학조미료(MSG)가 들어갔는지 안 들어갔는지 과연 알 수 있을까? 주방장이 아니라면, 아마 누구도 알수 없을 것이다. 칼로리 또한 엄청날 것이다. 다음을 한번 생각해보자. 아침 식사로 우유를 부은 귀리 한 그릇(120칼로리)과 커피나 차(30칼로리), 그리고 사과 하나(70칼로리)를 먹으면 총 220칼로리 정도를 섭취한다. 반면에 출근 전 인근 카페에 들러 라테 한잔(200칼로리)과 베이글 하나(250칼로리)를 먹으면 총 450칼로리를 섭취하게 된다. 230칼로리나 더 먹게 되는 것이다. 우리는 지금딱 한 끼에 관해서만 얘기하고 있다. 점심과 저녁 식사까지 밖에서 먹는다면 칼로리 섭취는 훨씬 더 증가할 것이다.

군것질을 덜 할 수 있다 간식은 아마 가장 나쁜 영향을 미칠 것이다. 엄마표 파라타가 아무리 맛이 없다고 해도, 지방과 칼로리함량 면에서는 아이가 등굣길에 먹는 작은 과자 한 봉지의 3분의 1 수준밖에 되지 않을 것이다. 집에서 식사하게 하자. 그러면간식을 덜 찾게 될 것이다. 가능한 한 매끼 건강한 집밥을 먹기위해 자주 부엌에 들어감으로써 우리 몸을 돕자.

식사량을 유지할 수 있다 다음으로는 식사량 문제가 있다. 대개음식점에 가면 음식량이 다소 많을 때조차 우리는 접시를 깨끗이 비우는 경향이 있다. 하지만 직접 요리를 하면 적은(적당한)양을 먹기가 훨씬 쉽다. 식사량을 줄인다는 것은 곧 체중 감량을 의미한다.

그런데 당신이 정기적으로 음식을 배달시켜 먹고 다양한 식당을 찾아다니며 외식하기를 좋아하는 사람이라면 어떻게 해야 할까? 완전히 그만둬야 하는 걸까? 나의 대답은 이것이다. 다양한 음식을 즐기는 것은 멋진 일일 뿐 아니라 사실상 우리에게 유익한 일이다. 하지만 균형을 목표로 삼는 것이 중요하다. 어느 정도가 균형인지를 비율로 얘기하자면 총 식사 횟수 중 60~75퍼센트를 집에서 먹고, 나머지 35~40퍼센트를 외식하는 것이 될 수 있다. 더 쉬운 방법은 적어도 매일 두 끼는 반드시 집에서 음식을 만들어 먹도록 하는 것이다. 이렇게 하면, 영양도 보장할 수 있고 칼로리도 잘 다스릴 수 있다. 그리고 음식을 어디에서 주문할지도 매우 신중하게 결정하자. 햄버거보다는 균형 잡힌 집밥 스타일의 정식이 더 나은 선택이다. 마찬가지로 지방과 정제된 밀가루로 만든 도넛보다는 일라이치 시리칸드(elaichi shrikhand, 여과된 요구르트로 만든 달콤한 인도식 디저트)나 초콜릿 귀리 스무디가 훨씬 더 낫다.

스마트하게 요리하자

요리는 생각보다 훨씬 쉽다. 나에게 도움이 된 팁을 몇 가지 적어봤다.

- 스마트한 요리 도구에 투자하자. 나는 찜기, 수프 메이커, 콩

나물 재배기, 전기밥솥, 부엌가위가 아주 유용하다는 사실을 발견했다.

- 한 솥 레시피를 만들자. 천천히 요리되는 조리기에 모든 식 재료를 넣고, 다른 일을 하거나 영화를 한 편 보자. 대부분 이런 요리는 중간 과정이 거의 필요 없다. 다시 가보면 요리가 완성되어 있을 것이다.
- 미리 준비하자. 주말이나 하루 저녁 날을 잡아 일주일간 먹을 음식 메뉴를 계획해 준비해두자.

이런 변화를 꾀해 요리를 자주 하자. 그러면 지갑과 체중 둘 모두에서 기분 좋은 차이를 경험할 것이다.

제발 적게 먹지 마라

"한 달 만에 5킬로그램을 뺐었어요"라고 내 앞에 앉아 있던 여자아이가 말했다.

"무엇을 했는데?" 나는 걱정이 되어 물었다.

"친구가 제안한 아주 엄격한 다이어트를 했었죠. 아침에 과일 하나 먹고, 점심에는 잡곡으로 만든 로티와 수브지(subzi, 녹색 채소로 만든 인도식 카레)를 먹고, 저녁에는 삶은 채소만 먹었어요.”

“한 달 내내?” 나는 믿지 못하겠다는 듯이 물었다.

“네” 하고 아이가 말했다.

“그런 후 무슨 일이 일어났니?”

“살은 빠졌지만 계속 배고픔을 견뎌야 한다는 사실에 넌더리가 났어요. 단지 조금 더 먹었을 뿐인데, 두 달 만에 5킬로그램이 다시 찌고 거기에다 3킬로그램이 더 쪘어요. 제게 무슨 일이 일어났는지 알아야겠어요.” 여자아이는 거의 눈물을 쏟을 듯한 표정으로 말했다.

아이에게 일어난 일은 꽤 단순했다.

지방 대신 수분이 빠져나간다 사람이 극심한 저칼로리 · 저단백 다이어트를 하면(그 아이는 단백질을 거의 먹지 않았다), 몸은 맨 처음 수분을 잃는다. 우리 몸의 평균 수분 함량은 50~65퍼센트다. 특히 혈액은 평균 약 85퍼센트가 수분이지만, 지방 조직은 10~14퍼센트만이 수분으로 되어 있다. 따라서 자주 굶거나 저단백 다이어트를 하는 등의 잘못된 방식으로 살을 빼면, 몸에서 가장 먼저 수분이 빠져나가며 체중계 바늘이 급격하게 움직인다. 살을 빼기 위해 물을 몸 밖으로 빼내는 약인 이뇨제를 먹는 것과 거의 같은 셈이다. 하지만 불행하게도 몸은 자연스럽게 수분 균형을 맞추게 되므로, 수분은 곧 보충된다. 수분이 다시 돌아오면 체중계 바늘 역시 다시 돌아오게 된다.

근육이 파괴된다 또 다른 일은 바로, 저칼로리 다이어트 탓에 그 여자아이의 신진대사 작용이 급격하게 떨어졌다는 사실이다. 그렇게 적게 먹고 어떻게 한 달이나 살아냈는지 정말 모를 일이다. 몸무게가 늘거나 줄어드는 일은 칼로리 문제일 뿐만 아니라 신진대사 문제이기도 하다는 사실을 이해해야 한다.

아이가 식단을 통해 칼로리와 영양소를 충분히 섭취하지 않아 매일 필요로 하는 에너지와 영양분을 얻지 못하자 아이의 몸이 조정 작용의 하나로 신진대사를 지연시킴으로써 앙갚음을 한 것이었다. 뇌는 사실상 '배고픔의 반응'을 촉발해 기초대사율(BMR)을 낮춘다. 기초대사율이란 신체가 소화나 호흡 등과 같은 신체 기능을 하기 위해 가만히 있어도 연소하는 칼로리 수치를 말한다. 그뿐 아니라 칼로리 섭취를 심하게 제한하면, 몸은 에너지로 사용하기 위해 지방 대신 근육을 파괴하며 반응한다. 그러면 결국 근육량이 줄어들어 기초대사율이 더 떨어진다.

단백질이 필요한 이유 식단에서 충분한 단백질이 제공되지 않을 때 문제가 증폭된다. 단백질을 전혀 섭취하지 않은 것이 아이가 저지른 두 번째 실수였다. 달걀, 렌틸콩, 유제품, 육류 등의 단백질 섭취는 단지 근육량을 유지하기 위해서만 필요한 것이 아니다. 단백질은 신체의 신진대사 작용을 증진하는 데 도움을 주므로 시간이 지나도 계속 살이 빠지게 하는 데 중요한 역할을 한다.

결국 지방만 늘어난다 잘못된 방법으로 살을 빼면 지방과 함께 근육도 빠져나가는데, 이후 다시 살이 찔 때는 대부분 지방만 다시 붙는다. 살이 빠졌다 쪘다 다시 빠지기를 반복하면서 체중이 급변하면, 근육량은 감소하고 지방은 증가하는 결과가 나타난다. 이는 다시 신진대사를 지연시키므로, 다이어트를 중단하는 순간 몸은 체지방을 얻기에 훨씬 더 쉬운 상태가 되고 만다. 따라서 살을 너무 빨리 빼는 것은 그다지 소용이 없다. 지방 대신 근육과 수분을 더 많이 잃기 때문이다. 이는 본래의 목적에 어긋나는 꼴이다.

나는 한 시간을 들여 아이에게 자세히 설명을 해줬다. 살을 빼려고 굶는 일과 어리석게 끼니를 거르며 유행 다이어트나 속성 다이어트를 쫓는 일, 운동하지 않고 살을 빼는 일 등이 우리 몸에서 어떤 작용을 하는지를 말이다. 마침내 아이도 모든 것을 이해했다.

굶을수록 더 찐다

가끔 사람들은 한두 끼를 거르려고 노력한다. 이 또한 잘못된 행동이다. 먹는 일은 아주 중요하다. 음식을 먹을 때마다 이후 두세 시간 동안은 우리 몸의 신진대사율이 20~30퍼센트 정도 빨라진다. 하지만 끼니를 건너뛰면, 이런 현상을 놓치게 된다. 한 끼의 칼로리를 싹둑 잘라내는 일이 칼로리 섭취를 통제해 살을 뺄 수 있는 가장 쉬운 길인 것처럼 보이겠지만, 장담하건대 이런 전략은 좀처럼 효과가 없다.

끼니를 거르는 사람들은 대부분 결국 하루 중 다른 식사 때 더 많은 칼로리를 섭취해 거의 똑같은 양을 먹게 된다. 때로는 훨씬 더 많이 먹는다. 끼니를 걸러 배가 몹시 고픈 상태로 식사를 하게 되면, 당연히 허겁지겁 먹게 되어 충분히 먹었다는 느낌을 갖지 못한다. 그뿐만 아니라 끼니를 거르는 사람은 대개 식사 시간 사이에 고칼로리의 질 나쁜 음식을 먹게 되는데, 비록 소량일지라도 결국 상당한 칼로리가 된다.

게다가 체중 감량은 상당히 긴 기간에 걸쳐 제한된 음식을 먹을 것을 요구한다. 이틀만 참아서 될 일도 아니고, 일주일만 참아서 될 일도 아니다. 끼니를 거르면서 며칠 동안 상당히 조금만 먹었다면, 결국 종종 우리는 더 많은 나날을 과식하게 된다. 너무 적게 먹거나 식사를 거르는 행동은 살을 빼거나 다이어트를 하는 데 도움이 되지 않는다. 또한 의사들은 끼니를 거르는 행동이 저혈당을 일으킬 수 있다고 경고한다. 저혈당은 갑작스러운 공복통을 일으켜 폭식과 음식에 대한 갈망으로 이어지게 한다.

어느 쪽이든, 이는 체중 감량에 나쁜 소식이다. 주의를 기울여 다음의 내용을 따르자.

좋은 식사 방법은 많은 양의 음식을 2~3회 먹는 것보다 적은 양의 음식을 4~5회에 걸쳐 먹는 것이다. 왜냐고? 이 방법이 혈당을 안정화하고 식욕을 통제하는 데 효과적이기 때문이다. 또는 주식을 3회 먹고, 끼니 사이에 몸에 좋은 간식을 2회 먹는 방법도 있다.

일상이 운동이 되는 생활습관

진정으로 위대한 모든 일은 우리가 걷거나 뛸 때 일어난다. 특히 체중 감량 문제에서는 더더욱 그렇다.

운동이 즐거워지는 시간

"엄마는 아침마다 저를 질질 끌고 나가 걷게 했어요. 저는 진짜 운동이 싫어요. 저는 매일 밤 어떻게 하면 내일 아침 운동을 빼먹을 수 있을까 하고 변명거리를 생각하느라 바쁘죠."

한 대학생이 내게 이렇게 말한 적이 있다. "운동하는 게 싫어요"라는 말은 사실상 모든 나잇대의 사람에게서 내가 가장 자주 듣는 말이다.

운동하는 것이 왜 싫을까? 왜 운동을 참고 견뎌야 하는 일처럼 느끼는 걸까? 사실은 운동이 뼛속까지 재미있는 일로 여겨져야 한다고 나는 믿고 있다.

한 가지 운동을 지속할 필요는 없다

만약 러닝머신 위에서 보낸 한 시간이 지루하게 긴 주말처럼 느껴진다면, 이제는 농구를 시도해볼 때다. 아니면 배드민턴도 좋다. 한 시간이 15분처럼 느껴질 것이다. 일전에 한 고객이 일주일에 두 번 피트니스센터에서 운동하던 것을 축구를 한 시간 하는 것으로 바꿨다고 내게 말한 적이 있다. 그 말을 듣고 나는 정말 행복했다. 그리고 그런 시도가 그에게 정말 효과가 있는 것을 두 눈으로 직접 확인했다.

당신이 마룻바닥을 가로지르며 춤추면서 사방으로 팔다리를 한껏 뻗을 때, 지금 운동하고 있다는 생각이 들진 않을 것이다. 하지만 왈츠에서 발리우드까지 어떤 춤도 완벽한 운동이 된다. 나는 걷기 운동이 싫다던 그 대학생에게 일주일에 세 번 줌바 댄스 수업에 참여하라고 권했다. 그랬더니 그 학생은 그 후로 한 번도 운동에 대해 불평하지 않았다.

운동에서 이는 실제로 중요한 요점이다. 아니면 적어도 그래야 한다. 운동은 코치의 단조로운 지시에 이끌려 이 기구에서 저 기구로 옮겨 다니거나 엄마 뒤에서 늑장을 부리며 따라다니는 일이 되어서는 안 된다. 운동은 재미있어야 한다. 그래야만 계속할 것이기 때문이다. 즐기지 못했기 때문에 운동을 꾸준히 하지 못한 사람들을 너무나 많이 봐왔다. 일주일에 다섯 번 운동하도록 계획이 잘 짜여 있는데도, 두세 번 하면 다행인 예가 무척 많았다.

성향에 맞는 운동을 선택하라

운동은 저절로 재미있어지지 않는다. 맨 처음에는 생각을 좀 해봐야 할 것이다. 이것은 자기 자신을 알고 자신에게 무엇이 맞는지를 알아내는 데 관한 것이므로, 사람마다 다 다르다. 당신은 자신의 운동 특성을 알아내 자신에게 효과적인 운동을 찾아야 한다. 예를 들어 야외에서 자연을 즐기며 자연 속에서 명상하기를 좋아하는 사람이라면 춤은 효과가 없을 것이다. 마찬가지로, 학창 시절에 수영선수였던 사람이라면 아쿠아 에어로빅이 더 잘 맞을 수 있다.

그러니 자신에게 몇 가지 질문을 던지자. 혼자 하는 운동이 좋은가, 아니면 여러 사람과 어울리며 하는 운동이 좋은가? 몸과 마음을 연결해주는 요가나 필라테스 동작이 좋은가, 아니면 땀을 내며 몸을 더 강하게 밀어붙이는 것이 당신 스타일인가? 무엇이 더 좋아 보이는가, 러닝머신인가 아니면 나무가 무성한 산책길인가? 충분히 생각한 후에 선택하자. 대충 건성건성 한다면, 머지않아 지루함을 느낄 것이다. 그런 다음 곧 운동을 그만두거나, 훨씬 더 나쁘게는 노력과 시간만 낭비한 셈이 되고 말 것이다. 마음이 내키지 않아 성의 없이 걷는 것은 운동이 아니다. 그것은 그저 짜증을 내거나 짜증을 삭이는 것일 뿐이다.

좋아하는 운동 스타일을 정해서 매일 하고 싶어 기다려지는 운동을 시작하자. 해야 하기 때문에 하는 운동이 아니라, 놀이터에서 신나게 노는 아이들처럼 정말 재미있어서 하는 운동이 되게 노력하자. 그렇게 하면 근육뿐만 아니라 마음도 함께 미소 지을 것이며, 다시는 운동을 빼먹지 않을 것이다.

어릴 때 좋아했던 운동이 무엇이었는지 자신에게 물어보면 어떨까? 수영? 축구? 탁구? 아니면 숨바꼭질? 어릴 때 즐겼던 모든 게임은 아직도 존재하므로 다시 즐길 수도 있다. 어쩌면 예전에 하고 싶었으나 미처 할 기회를 얻지 못했던 운동도 있을 것이다. 그걸 찾아서 해보자.

운동은 참고 견디는 게 아니다

기억하자. 운동을 계속하기 위해서는 일단 다채로워야 한다. 날마다 똑같은 에어로빅 테이프를 보고 따라 하거나, 단지 페이스북 친구들이 좋아한다는 이유로 요가 수업에 참여한다면, 그 운동을 꾸준히 할 가능성은 크지 않다. 게다가 자기에게 맞지 않는 운동이라는 생각까지 든다면, 하루하루가 고역일 것이다. 만약 운동이 두렵고 운동할 때 자주 지치고 배고픔을 느끼며 화가 난다면, 그때가 바로 다른 운동을 찾아야 할 때라고 말하고 싶다.

노력이 없으면 얻을 것이 없다는 말은 분명히 맞다. 하지만 잘못된 고통, 다시 말해 자신이 즐기지 못하는 고통 또한 도움이 되지 않는다.

앉지 말고 움직여라

일주일 중 많은 날을 아침에 딱 30분 운동한 후 나머지 아홉 시간 가까이 사무실 의자나 식탁 의자, TV 앞 소파에 앉아서 보내지 않는가? 만약 대답이 "예"라면, 이 장은 당신을 위한 것이다. 앉아서 생활하는 시간이 너무 많으면 당신은 빈

약한 팔다리에 부실한 허리와 불룩 튀어나온 배를 가진, 건강하지 못한 카우치 포테이토족(온종일 소파에 앉아 감자칩을 먹는 사람들)이 될 가능성이 크다.

이것이 전부가 아니다. 연구에 따르면 습관적으로 계속 앉아서 생활하며 몸을 많이 움직이지 않는 사람은 심장병, 당뇨병, 뼈의 퇴행과 같은 악랄한 병마에 취약해진다. 의자를 떠나지 않은 대가로 치러야 할 비용치고는 너무나도 비싸지 않은가?

한곳에 오래 앉지 마라

온종일 앉아서 지내면, 당신이 맥박을 빠르게 하는 운동을 했더라도 사실상 그 효과가 상쇄된다. 따라서 규칙적으로 운동하고 있다면, 한곳에 앉아서 너무 많은 시간을 보내지 않도록 주의하자. '계속 움직이는 것'이 진리다. 현재 의자에 앉아서 이 책을 보고 있다면, 당장 일어나서 5분 동안 걸어라.

마트에 갈 때는 걸어서

운동량을 늘리기 시작하면 그에 대한 반대급부로 의식적이든 무의식적이든 청소기를 돌리고, 먼지를 닦고, 식료품을 사러 인근 마트에 걸어가는 등의 다른 일상 활동을 적게 하는 경향이 있다. '오늘 충분히 운동했으니까'라는 생각 때문이다. 하지만 우리가 일상적으로 해온 활동을 과소평가해서는 안 된다. 이 방식은 많은 칼로리를 소모하는데, '니트(NEAT: Non-Exercise Activity Thermogenesis, 음식을 조절하는 대신 많이 움직여서 칼로리를 소모하는 방식)라는 약자로도 알려져 있다. 칼로리를 소모할 수 있는 다른 기회들도 계속해서 이용하자.

마른 사람은 한시도 가만히 있지 않는다

계속 움직이는 것은 신체적·정신적으로 깨어 있게 할 뿐 아니라, 생기를 되찾아주고 스트레스를 덜어주며 기분을 좋게 하는 천연성분인 엔도르핀이 잘 분비되게 한다. 이 외에도 신진대사를 높여주고, 추가적인 칼로리 소모도 도와준다. 그러므로 요점은 바로, 온종일 의식적으로 움직이고 규칙적으로 몸을 쓰라는 것이다.

잠시도 가만있지 못하는 것 자체로도 하루에 수백 칼로리를 소모할 수 있다. 따라서 다리를 차거나 식탁을 닦거나 앉아 있으면서 손을 폈다 접었다 하는 정도라도 끊임없이 해라. 이런 작은 움직임이 지닌 힘을 과소평가하지 말자.

일상 속 니트 다이어트

- 적어도 한 시간마다 자리에서 일어나 물을 한 잔 따라서 오거나, 다른 층에 있는 동료에게 전화를 하는 대신 직접 찾아가서 이야기를 나누자.

- 온종일 있다 보면 분명히 생각할 시간이 필요할 때가 있다. 생각도 앉아서 하지 말자. 걸으며 생각하거나, 회사 또는 학교 건물에 있는 계단을 오르내리며 생각하자.

- 강의 사이에 쉬는 시간이나 일하는 중간에 짬을 내 스트레칭을 하자. 긴장된 근육을 이완하고 순환을 촉진해 신체 에너지 수치를 높일 수 있다.

- 누군가와 통화할 때마다 앉아서 하지 말고 서서 걸으면서 하자. 일어서서 책상을 정리하자. TV를 볼 때는 광고가 나오는 동안이라도 서 있자. 동료들과 회의할 때도 서서 참여하자. 실제 20분 정도 앉아 있었다면 2분 정도는 서 있도록 규칙을 만들자. 병원이나 약국, 공항 같은 곳에서 기다릴 때 앉아 있는 것보다 서 있는 것이 시간당 칼로리 소모량이 더 크다. 앉아 있더라도 발목과 발가락을 계속해서 움직이자.

집에 돌아가는 길에는 차나 기차, 버스를 타기 전에 5분이라도 좋으니 잠시 걸어보자. 그렇지 않으면, 그냥 사무실 의자에서 버스 의자로 옮겨 앉는 꼴밖에 되지 않는다.

더 많이, 자주 걸어라

날씬한 몸매를 유지하는 데는 걷기만 한 게 없다. 걷기는 거의 모든 사람이 할 수 있을 뿐 아니라, 걷기가 주는 이로움도 의심할 여지 없이 입증됐다. 예를 들어 일본처럼 누구나, 항상, 어디든지 걸어서 갈 수 있는 나라를 보면 뚱뚱한 사람이 거의 없다. 이 외에도 걷기는 살을 빼는 운동으로서는 꾸준히 따라 하기에 가장 편리하고 유용하며 쉬운 방법이다. 게다가 부담이 없는 유산소 운동이며 누구에게나 아주 자연스러워서, 어린 시절 시작해 평생 계속할 수 있다.

피트니스 트레이너로 일하는 내 친구가 자신의 고객 이야기를 들려줬다. 이 이야기는 내가 주위에서 항상 보고 듣는 경험을 반영할 뿐 아니라 걷기 운동의 힘을 잘 설명해준다.

"한때 사업가였지만 지금은 주부인 그 고객은 과체중이 문제였지. 키는 152센티미터에 불과했는데 몸무게가 90킬로그램 넘게 나갔으니 말이야. 갑상샘 기능 저하, 당뇨, 다발성 관절연골 손상, 하지정맥류, 고혈압 등 무수히 많은 병 때문에 힘들어했어. 운동은 생각도 할 수 없었어. 당시 고객 상태는 혼자서는 허리를 굽혀 운동화도 신지 못할 정도였으니까. 내가 기억하기로, 운동을 시작한 첫날에는 손까지 잡아줬는데도 다섯 걸음 떼어놓고 헉헉거렸다니까." 어쩌다 그 정도까지

됐는지 몹시 안타까웠다. 친구는 말을 이었다.

"고객은 완전히 무너진 자신의 몸을 구하기 위해 걷기 운동을 시작했어. 한 번에 한 단계씩 늘려갔지. 시간이 좀 걸렸지만, 곧 완전히 다른 사람이 됐어. 10킬로그램을 감량했을 뿐아니라 자신감도 되찾았고, 혈액 수치도 향상됐으며, 근육도 튼튼해졌고, 체력도 훨씬 더 좋아졌어. 지금은 어김없이 매일 한 시간에 4~5킬로미터를 걷고 있지. 심지어 집에서 나오지도 못했던 사람이 지금은 정기적으로 휴가도 가고 일도 다시 하려고 알아보고 있어. 걷기 운동이 몸을 다시 정상 궤도로 올려놓았기 때문에 활력을 되찾은 거야."

얼만큼 걸어야 할까

일주일에 3~6일, 하루에 적어도 30분에서 한 시간은 걷는 것이 좋다. 그럴 만한 시간이 없다 해도 아예 하지 않는 것보다 무엇이라도 하는 게 나으므로, 10분씩 세 번으로 나눠서 걷기 운동을 할 수도 있다. 만약 체중 감량을 염두에 두고 있다면, 하루에 적어도 4000~6000보씩 일주일에 5일은 계속해서 걸어야 한다. 자기에게 동기를 부여하고 진행 상태를 확인하기 위해 만보기를 착용하자. 여러 체계적인 운동 프로그램도 있지만, 가장 이상적인 것은 걷기를 삶의 일부로 만드는 것이다. 하루에 '1만 보'를 걷는다면 하지 못할 일이 없다.

걷기는 언제 어디서든 할 수 있다

회사 주변을 한 바퀴 돌자. 빵이나 채소 등을 살 때는 인근 마트까지 걸어가자. 또는 어딜 가든 좀 더 먼 곳에 있는 주차장에 차를 주차하면 그 길을 두 번 걸을 수 있다. 사무실 아래층에 있는 커피숍에서 고객을 만나지 말고, 사무실 건물 현관에서 만나 걸으면서 대화를 나누자. 가족들과 소파에 털썩 앉아서 간식을 먹으며 수다를 떨지 말고, 함께 산책하는 스케줄을 짜보자. 전화통화를 할 때도 가만히 앉아 있지 말고 일어서서 걷자. 개와 함께 달리자. 택시를 탔다면 약속 장소 두 블록 전에 내려서 걷자. 기본적으로 가능한 한 더 자주, 더 많이 걸을 방법을 찾아보자. 걸을 수 있는 창조적인 방법을 더 많이 찾아내는 것을 게임으로 여기고, 계속해서 도전하자. 정말 재미있을 것이다.

파워 워킹을 해라

파워 워킹은 보통 걸음으로 걷는 운동보다 더 효과적일까? 확실히 그렇다. 올바르게만 한다면, 걷기 운동은 달리기만큼이나 빠르게 지방을 태운다. 아마 더 빠를 수도 있다. 다음의 조언을 따르자.

- 자신이 보통 걷는 속도에서 시작하자. 서서히, 꾸준히 속도를 높여가자.
- 걸을 때 '발꿈치-발바닥-발가락'이 순서대로 빠르게 지면에 닿게 하자. 큰 보폭으로 걸을 때보다 덜 피곤하면서 더 효과적이다.
- 머리를 높게 들자. 턱을 약간 올려 3미터 전방을 보자.

양팔은 축 늘어뜨리지 말고 몸통에 붙인 채, 팔꿈치를 90도로 접고 양손은 느슨하게 주먹을 쥔 상태에서 허리에서 가슴으로 포물선을 그리며 흔들자. 이렇게 하면 더 빨리 걸을 수 있을 뿐 아니라 더 많은 칼로리를 소모하고, 상체도 튼튼하게 할 수 있다.

잠은 충분히 자라

내 사촌 한 명은 자신이 매일 네다섯 시간밖에 자지 않고도 견딜 수 있다며 자주 뻐기고 다녔다. "종종 그보다 적게 잘 때도 있어"라고 말하며 꽤 자랑스러워했다. 나는 수도 없이 논리적으로 설명하며 사촌을 설득하려고 애썼지만, 그녀는 도무지 들으려고 하지 않았다. "할 일이 너무나 많아"라고 대답할 뿐이었다.

불행하게도 자신이 잠을 충분히 자지 않아서 심각한 위험에 처했다는 사실을 깨달았을 무렵, 이미 그녀의 눈 밑에는 다크 서클이 진하게 자리를 잡았고 양 허리에는 군살이 잡혔다. 그제야 나는 사촌을 앉혀놓고 다크 서클과 허릿살을 둘 다 없애고 싶으면 잠을 더 자야 한다고 말해줄 수 있었다.

논리적으로 말이 안 되는 것 같다고? 어쨌든 잠잘 때 칼로리를 덜 소모하니까? 하지만 잠을 잘 자는 것은 체중을 줄이는 데 생각보다 훨씬 효과적이다. 침대에서 움직이지 않고 좀 더 오래 누워 있다고 해서 1~2킬로그램이 빠진다는 소리가 아니다. 잠을 충분히 자지 않으면 몸무게는 확실히 늘게 될 것이다.

잠을 못 자면 과식하게 되는 이유

우리 몸은 잠을 푹 자고 잘 쉬었을 때 칼로리를 더 효과적으로 태우며 에너지를 더 많이 소비한다. 반면, 잠이 부족하면 탄수화물 처리 속도가 느려지고 신진대사율이 떨어져 살을 빼는 능력이 저하된다. 게다가 잠을 충분히 자지 못해서 졸린 상태에서는 운동을 빼먹을 가능성도 커진다. 설상가상인 셈이다.

또 다른 각도로 바라볼 수도 있다. 잠을 충분히 자지 못하면 식욕을 제어하기 힘들 뿐 아니라 과식할 위험도 커진다. 이는 렙틴(leptin)과 그렐린(ghrelin)이라는 두 호르몬의 상호 작용 때문이다. 수면 부족은 우리 몸에 그만 먹으라는 신호를 보내는 호르몬인 렙틴의 분비를 감소시키고, 체내에 지방을 생성하고 식욕을 촉진하는 호르몬인 그렐린의 분비를 증가시킨다. 그래서 끊임없는 배고픔과 탄수화물에 대한 갈망을 불러일으키는 것이다. 며칠 동안 잠을 설친 이후 꼭 고칼로리 음식의 향연이 뒤따르는 이유가 바로 이 때문이다. 수면 부족으로 생긴 우울증을 이겨보려고 과자에 손을 대거나 설탕이 잔뜩 들어간 커피를 네 잔씩이나 마시게 되는 것이다.

이뿐만이 아니다. 더 나쁜 소식은 과도하게 분비된 그렐린이 체내에 지방이 잔류하도록 돕는다는 사실이다. 그러므로 당신이 현재 잠을 충분히 자지 않고 있다면, 식이요법을 조절하면서 공들인 노력이 모두 헛수고인 셈이다. 나는 이런 경험을 하는 사람을 숱하게 봐왔는데, 그중에서도 학교를 갓 졸업한 한 여학생은 이를 극명하게 보여줬다. 나는 학생이 수면 주기를 잘 지켜야만 살을 뺄 수 있으리라는 사실을 단박에 알아차렸다. 그래서 학생이 주로 먹던 정크푸드를 싹 치워야 한다는 조언을 하기 전에, 우선 매일 밤 충분히 자라고 당부했다. 물론 어쩌다가 한 번씩 잠을 못 이뤄 뒤척이는 것은 큰 문제가 되지 않는다. 하지만 쌓여가는 수면 빚이 허리둘레를 슬금슬금 늘린다는 사실은 분명하다.

다음의 교훈을 기억하자.

- 잠을 충분히 자기 위해서 할애하는 시간에 죄책감을 느끼지 말자.
- 신진대사를 활성화하고 과식을 삼가기 위해서는 반드시 매일 여섯 시간에서 여덟 시간의 질 높은 수면을 취해야 한다. 만약 당신이 아침 7시에 일어나야 한다면, 가능한 한 밤 11시에는 잠자리에 들어야 한다.
- 잠자리에 들기 전 30분 정도의 시간을 마련해 안정을 취하자. 건강한 수면을 위해 TV 시청을 삼가고 따뜻한 물에 몸을 담그거나 따뜻한 우유를 마시자. 푹 자는 것은 많이 자는 것만큼이나 중요하다.

자는 시간을 아까워하지 마라

운동과 올바른 식사는 장기간에 걸쳐 체중 조절을 지속하게 해주는 중요한 요소다. 여기에 단순히 수면 시간만 늘려도 도움이 된다니 얼마나 좋은 소식인가. 날씬해지고 싶다면, 질 높은 수면을 추구하는 일에 인색하지 말자. 무엇이 더 중요한 일인지 결정하자. 밤새도록 친한 친구와 수다를 떠는 것이 더 중요한가? 게임을 하는 것이 더 중요한가? 아니면 날씬하고 건강하게 사는 것이 더 중요한가? 이 생각도 일단 침대에

누워서 눈을 감고 해보자.

헬스장 대신 계단 오르기

조깅 또는 수영을 하거나 헬스장에 갈 시간이 좀처럼 나지 않는가? 그렇다면 계단을 오르자. 이 단순한 운동은 엄청난 혜택을 가져다준다. 그뿐 아니라, 모르긴 몰라도 날씬한 몸매를 유지하는 비법을 알고 있는 사람들이 공유하는 최고의 운동 비결일 것이다.

계단 오르기는 사실상 최소 투자로 최대 가치를 뽑아낼 수 있는 운동이다. 중력을 거스르며 몸을 움직이는 수직 운동과 연관되어 있으므로, 보통 운동과 비교했을 때 더 많은 칼로리를 태우기 때문이다. 심지어 느린 속도로 계단을 오르는 것이 빠른 속도로 평지를 걷거나 뛰는 것보다 칼로리를 두세 배나 더 빨리 소모한다. 또한 몸무게가 더 많이 나갈수록 더 힘들여 계단을 올라야 하므로 사실상 더 많은 칼로리를 소모하게 된다. 자신의 몸무게를 오르막길로 실어 나르려면 몸의 가장 큰 근육들을 사용해야 하므로, 걷기나 러닝머신과 같은 운동보다 단연 우월한 운동일 수밖에 없다.

계단만 오르내려도 허벅지가 매끈해진다

계단은 우리 주변 어디에서나 찾아볼 수 있으니 계단 오르기를 하는 데에는 전혀 돈이 들지 않는다. 그뿐만 아니라 심장과 폐를 꽤 심하게 펌프질하므로 몸의 여러 곳을 단련하기에 좋은 운동이다. 계단 오르기는 심장 건강을 증진한다.

나는 한 남성 고객을 통해 계단 오르기가 주는 또 다른 혜택을 직접 목격했다. 그 고객은 실제 과체중도 아니었고 식습관이 불규칙하지도 않았는데, 건강 검진 결과 콜레스테롤 수치가 나쁘게 나왔다. 나는 그에게 계단 오르기 운동을 시작해보라고 권유했다. 그는 200계단 오르기 운동을 하루에 한 번씩 하는 것으로 시작해서(2분 30초밖에 걸리지 않았다고 한다), 서서히 그 횟수를 늘려 하루에 다섯 번씩 해냈다(11~12분이 걸렸다고 한다). 가끔 그는 두세 번 만에 하루 운동량을 다 해내기도 했다. 석 달 뒤 다시 혈중 지질 농도를 검사했을 때, 콜레스테롤 수치가 매우 좋아져 있었다. 또한 남들이 보기에도 그리고 자신이 느끼기에도 훨씬 더 건강해져 있었다.

더 있다. 이 간단한 운동은 전반적으로 하반신을 탄력 있고 보기 좋게 해준다. 가장 골칫거리인 허벅다리, 엉덩이, 배 부위를 완벽하게 가꾸는 데 도움을 줄 뿐만 아니라, 멋지고 늘씬한 다리도 덤으로 얻게 해준다. 이 모든 것을 누가 마다하겠는가?

내려올 때는 에스컬레이터를 타라

계단 오르기 운동은 전혀 어렵지 않다. 누구라도 일상에 적용해 습관화하기 좋은 운동이다. 어떤 특별한 기술이나 장치도 필요치 않고 특수한 운동복도 필요 없다. 당신에게 필요한 것은 오직 엘리베이터와 에스컬레이터 사용을 피하고 어디에서건 계단을 친구로 삼는 일이다. 직장, 고객 사무실, 쇼핑몰, 아파트, 지하철역, 대학 건물 등 어디고 좋다.

게다가 계단 오르기는 틈만 나면 자발적으로 할 수 있다. 거의 매일, 아니면 적어도 일주일에 세 번은 계단 오르기 운동을 해보자.

어떤 건물이든 계단을 찾아내서 5층까지 걸어 올라갔다가 내려올 때는 에스컬레이터를 타고 내려오자. 계단을 걸어서 내려오면 몸이 자유낙하 상태에 놓여서 무릎이 받는 하중이 너무 크므로 장려하지 않는다. 내려올 때 에스컬레이터를 이용하는 것이 여의치 않으면 난간을 붙잡고 내려왔다가 다시 오르자. 계단 운동은 할 때마다 두 번 정도 반복하는 것이 좋다. 만약 마땅한 건물이 주변에 없으면, 계단이 몇 개건 상관하지 말고 오르기 운동을 하되, 시간을 정해서 규칙적으로 하자.

무리하지 말고 자신의 속도에 맞추자

여기서 중요한 점은 자신의 속도에 맞게 운동하는 것이다. 느린 속도로 시작해 점점 속도를 높여가자. 처음에는 몇 계단만 올랐을 뿐인데도 숨이 차거나 허벅지 근육이 심하게 땅길 것이다. 초기에는 두세 층계를 오른 후 잠시 평지를 걷다가, 다시 층계를 오르자. 계단을 오르기 전에 주변을 좀 걷는 것도 준비 운동에 도움이 된다. 계단 운동을 마쳤다면, 5분간 평지를 걸으면서 몸을 식히자. 현기증이나 메스꺼움, 어지럼증이 느껴지면 운동을 중단하고 휴식을 취하자.

만약 계단 오르기 운동이 지겹게 느껴지면, 계단을 오르내리면서 음악을 들어보자. 머지않아 당신의 조언을 따르는 사람이 생기면서 계단에서 느끼는 외로움은 사라질 것이다. 주의사항을 하나 말하자면, 제대로 된 신발을 착용하라는 것이다. 굽이 있는 신발은 절대로 안 된다. 계단 오르기 전후로 물을 마셔주는 것도 좋다.

~

운동 효과를 두 배로 끌어올리는 방법

운동에서 적정한 보상을 얻을 수 있게 하자. 무슨 말인가

하면, 이제껏 했던 운동이 고정 금리를 보장하는 정기예금이었다면, 이제는 더 많은 이윤을 보장하는 부동산이 되게 하라는 뜻이다.

정기적으로 변화를 주자

운동에서 더 많은 이윤을 얻으려면 가능한 한 교차 운동을 해야 한다. 즉, 일상 운동에 변화를 주면서 여러 운동 중 몇 가지를 골라 정기적으로 바꿔가며 하는 것이다. 이는 일주일 내내 매일 다른 운동 스케줄을 가져야 한다는 뜻이 아니다. 하지만 달리기 대신 계단을 오르거나, 헬스장 대신 수영장을 찾는 것 정도는 분명 할 수 있을 것이다.

이것은 이중의 혜택을 준다. 다양한 운동을 하면 여러 근육을 골고루 적절히 사용하게 되므로 어느 한 근육을 과잉 사용해 발생할 수 있는 부상의 위험이 줄어든다. 지루함을 덜 느끼므로 도중에 운동을 그만두게 되는 불상사도 막을 수 있다. 매일 걷기 운동만 하는 식으로 한 가지 운동을 고집하면, 결과적으로 몸이 그것에 적응해 더 적은 칼로리를 소모하기 시작한다. 가끔 자전거를 타거나 수영을 하면 몸이 더 열심히 운동하게 되어 결과적으로 여러 근육을 단련시켜 탄탄하게 해준다. 당신의 일상 운동에 두 가지 정도의 기습적인 운동을 계획해 넣자.

한 가지 운동을 다양한 방식으로 하자

당신이 산책을 너무나 좋아하는 나머지 운동 패턴을 바꾸고 싶지 않다고 해보자. 그러면 바꾸지 않아도 된다. 걸으면서도 얼마든지 교차 운동을 할 수 있으니 말이다. 일전에 걷기 운동에 노련한 사람과 인터뷰했는데, 그는 내게 자신이 어떻게 해서 매일 산책하면서 다른 운동을 추가로 할 수 있었는지 말해줬다. 걷기 운동과 함께할 수 있는 조깅, 줄넘기, 근육 단련 운동을 소개하면서 말이다.

예를 들어 어떤 날 그의 '산책'은 다음과 같은 방식이었다. 20걸음 뛰고 30걸음 걸은 후, 벤치에서 양발을 교대로 스트레칭하고, 다시 걷다가 줄 없는 줄넘기를 몇 번 하는 것이다. 이런 방법으로 그는 폐를 건강히 유지하며 근육을 최대한 많이 사용했다. 그는 점프 운동도 하고, 철봉에 매달려 턱걸이도 했으며, 근육 발달과 균형감 및 집중력 향상에 도움이 되는 거꾸로 걷기 운동도 했다. 운동하는 모습을 보고 사람들이 웃었지만, 그는 사람들과 함께 자신도 웃을 수 있었으므로 괜찮았다고 덧붙여 말했다. 웃는 것도 어쨌든 좋은 운동이다.

그가 지속해서 실천한 또 한 가지는 운동 시간을 늘리는 것이었다. 그는 운동 시간에 대한 목표를 정해놓고 늘 지켰다. "저는 항상 저 자신과 경쟁해요. 이따금 다른 사람들과 경쟁해서, 제 앞에 걷고 있는 사람을 따라잡으려고도 하지만요"라고 그는 말했다. 당신도 그 사람처럼 함으로써 교차 운동을 잘 해낼 수 있다.

한번에 하지 않아도 된다

운동은 얼마만큼 해야 알맞은 것일까? 최소한 30분에서 한 시간 정도씩, 일주일에 세 번에서 여섯 번 정도 하는 것이 좋다. 만약 시간이 없다면 쪼개서 하는 것도 도움이 된다. 하루 언제든 시간이 날 때마다 조금씩 운동하자. 아침에 요가를 하고, 점심에 파워 워킹을 하며, 회의 전에 잠깐 시간을 내 복근 운동을 할 수 있다. 퇴근 후 친구들과 농구를 한 게임 할 수도 있고, 저녁에 TV를 보면서 러닝머신을 탈 수도 있다.

아침 운동이 좋은 이유

체중 감량 문제로 상담해준 적이 있는 내 친구가 한번은 기진맥진한 목소리로 전화를 걸어왔다. 아침 7시였다. "어젯밤 한숨도 못 잤어. 밤새 뒤척이며 온갖 나쁜 생각을 했지 뭐야." 친구는 거의 흐느끼며 말했다. 친구의 불안 수준은 아주 심했고, 또 그럴 만했다. 24시간을 줄곧 깨어 있었던 셈이니 왜 안 그렇겠는가. "왜 잠을 잘 수 없는 걸까? 도대체 내게 무슨 일이 생기고 있는 거지? 음식을 잘못 먹은 걸까?" 친구는 이런 질문을 끊임없이 해댔다. 친구를 가장 괴롭힌 것은 지난주에도 이틀이나 잠을 자지 못해서 고통을 겪었는데 그 일이 또 반복됐다는 사실이었다. 친구는 자신이 올빼미가 되어가고 있는 것이 아닐까 걱정했다. 그것도 아주 걱정 많은 올빼미로 말이다.

친구는 일주일에 두 번 피트니스센터에서 열리는 줌바 댄스 강습에 계속 참여하고 있었다. "어제저녁 줌바 댄스 강습에 갔었니?"라고 내가 묻자, 그렇다고 했다. 여기서 잠깐, 오해하지 말기 바란다. 나는 라틴 음악에 맞춰 몸을 움직이는 줌바 댄스를 조금도 나쁘게 생각하지 않는다. 줌바 댄스는 운동의 훌륭한 대안으로, 일상 운동에 다양성을 더해준다. 무엇보다 정말 좋은 점은 어마어마하게 재미있다는 것이다. 어쨌든, 일부 사람에게는 여럿이 함께하는 이 운동이 놀랍도록 효과가 있는데 활발한 성격인 내 친구에게도 잘 맞았다. 친구와 줌바는 찰떡궁합이었다.

그러면 무엇이 잘못됐던 것일까?

나는 이미 그녀의 수면 부족이 어디에서 오는 것인지 알고 있었다. 바로 저녁 9시에서 10시까지 진행되는 강습 '시간'이었다. 그래서 더 이른 시간의 강습을 들으라고 조언을 해줬다. 하지만 아침 시간 강습은 친구에게 맞지 않았다. 더군다나 그녀는 친한 친구 몇몇과 함께 강습을 듣고 있었기에 시간을 옮기고 싶어 하지 않았다. 사실상 그녀는 그 무리와 어울리다가 잠 못 이룰 정도로 무리를 하게 되는 셈이었다.

이런 일은 내 친구에게만 일어나는 것이 아니라, 누구에게나 일어날 수 있다. 왜냐하면 다음과 같은 이유 때문이다.

- 운동은 심장에 스트레스를 유발하고 심박률을 높인다.
- 운동은 체온을 높이고 잠을 달아나게 한다.
- 운동은 에피네프린과 아드레날린 같은, 우리를 더 예민하게 하는 자극 호르몬의 분비를 촉진한다.
- 엔도르핀이 다량으로 분비되어 뇌를 활성화한다.

운동이 우리 몸을 깨우기 때문에 잠이 달아날 수밖에 없다. 당신이 지적하기 전에 미리 말하자면, 나 역시 운동 시간이 수면에 영향을 미치지 않으며 저녁 운동이 근력 강화에 훨씬 더 효과적이라고 주장하는 논문들을 읽어봤다. 하지만 아침 운동이나 낮 운동의 장점을 주장하는 논문도 많다. 서로 다른 주장이 비슷한 수준으로 제기되고 있는 것이다. 그래서 나는 대개 연구 결과를 반신반의하며 받아들인다. 어떤 이에게는 저녁 운동이 효과가 있을 것이라고 인정하지만, 나는 나 자신의 경험과 내가 상담한 고객들의 경험을 통한 증거, 그리고 간략한 상식에 더 기대고 싶다.

만약 하루 중 당신이 짜낼 수 있는 유일한 운동 시간이 늦은 저녁이라면, 일단 그 시간에 운동을 해보고 효과가 있는지 살펴보자. 만약 밤 운동이 수면 패턴에 영향을 미치지 않는다면, 그냥 계속하자. 하지만 수면에 영향을 끼친다면, 하루 스케줄을 조정하기 바란다. 격렬한 운동이라면 적어도 잠자리에 들기 서너 시간 전에 끝내자. 그래야 체온을 평상시처럼 36.5℃ 수준으로 되돌릴 수 있을 뿐 아니라, 심장 박동 수와 아드레날린 수치도 진정시킬 수 있다. 밤에는 가벼운 운동을 하자. 예를 들어 저녁 식사 후 잠깐 즐기는 산책이라면 어떤 문제도 일으키지 않는다.

수면 부족을 겪으면 일상생활을 효율적으로 할 수 없을 뿐 아니라, 심지어 운동을 해도 최적의 효과를 보기 힘들다고 수많은 연구가 보고한다. 당연히 운동에 집중하며 모든 에너지를 쏟을 수도 없을 것이다. 내가 아는 사람 중에는 수면 부족으로 정신이 혼미해져서 운동하다가 다친 사람도 있다. 그 정도면 아예 운동을 하지 않는 게 더 낫지 않았을까?

지방을 더 많이 태울 수 있다

아침에 일어나 맨 먼저 할 일로 운동을 잡아놓으라고 권하고 싶다. 왜 아침일까? 이유는 다음과 같다.

- 아침 운동은 체내 시계와 같은 하루 주기성 리듬을 통해 수면 주기를 조율하는 데 도움을 준다. 그리고 숙면은 식욕을 통제하는 호르몬의 균형을 조절한다. 따라서 아침 운동을 하면 온종일 적게 먹게 되고, 더 날씬한 몸매를 유지하게 된다. 정말 간단하다.

- 우리의 하루는 항상 해야 할 일로 꽉 차 있다. 따라서 다른 무엇보다 운동을 아침에 해야 할 일로 정해놓으면, 운동할 가능성이 더 커진다. 저녁 무렵에는 대개 피곤을 느끼므로 스스로 변명하며 운동을 빼먹기 쉽다.

- 아침에 운동하면 긍정적인 기분이 든다. 기분이 좋으면 스트레스를 덜 받으므로 불필요한 기분 전환용 간식거리를 자연스레 피하게 된다. 그뿐만 아니라 아침에 자전거를 타거나, 개를 데리고 산책하거나, 다소 힘든 요가 자세를 취하면 잠재의식이 우리를 더 엄격하게 통제한다. 그러면 맛있어 보이는 고칼로리 음식을 한입 베어 물고 싶은 유혹도 더 잘 이겨낼 수 있다.

- 논리적으로 따져봐도 아침에 운동하면 지방을 더 많이 태울 수 있다. 왜냐고? 우리 몸의 주요 에너지원은 우리가 낮에 먹는 음식에서 얻는 탄수화물이다. 아침에 일어났을 때는 에너지로 쓸 만한 탄수화물이 몸속에 전혀 남아 있지 않으므로, 이때 운동을 하면 체내 지방을 공략할 가능성이 더 크다.

아침 운동이 좋은 또 하나의 이유는 운동하는 동안 칼로리를 연소할 뿐 아니라, 하루 내내 신진대사를 활성화해 온종일 더 많은 칼로리를 소모할 수 있기 때문이다. 밤에 운동하면 운동하는 동안 칼로리는 똑같이 연소할 수 있을지 모르지만, 잠자리에 들자마자 신진대사가 다시 느려진다. 아침에 운동했더라면 낮 동안 다 연소할 수도 있었을 여분의 지방을 그냥 살려두는 셈이다.

4시나 5시 같은 늦은 오후에 운동하는 경우도 있다. 이 시각은 우리 체온이 가장 높은 때이므로 효과도 배가 된다. 하지만 이 모든 이점을 고려하고도 나는 아침에 운동하라고 말하고 싶다. 왜냐하면 그렇게 해야만 우선순위에 밀려 운동을 못하고 넘어가는 일이 적어질 것이기 때문이다. 이제부터 아침 운동 계획을 세워보길 바란다.

햇볕이 식욕을 억제한다

뜨겁다고 불평하며 햇볕을 피하지 말고, 밖에 나가서 해와 함께 시간을 보내자. 햇볕은 우리의 몸과 마음을 모두 따뜻하게 해준다. 그리고 여기 햇살과 같은 소식이 있다. 햇볕을 쬐면 더 날씬해진다는 사실이다. 만약 체중계 눈금이 내려가는 걸 보고 싶다면, 햇볕을 쬐러 더 자주 나가자.

연구에 따르면, 어두컴컴한 날보다 햇볕이 내리쬐는 날에 뇌에서 세로토닌이 더 많이 만들어진다. 기분을 좋게 해주는 천연 항우울제인 세로토닌은 우리 몸에 활기를 더해줄 뿐 아니라 더 행복한 감정이 들게 한다. 햇볕에 노출됐을 때 몸에서 생성되는 '햇빛 비타민'인 비타민D 역시 우리 기분에 긍정적인 효과를 미친다. 아침 일찍 햇볕을 쬐며 산책하면, 수면-각성 주기를 규칙적으로 유지해 불면증을 물리칠 수 있다. 낮에 햇빛을 받으면 수면 호르몬인 멜라토닌 수치가 낮아지기 때문이다. 낮에 각성해 깨어 있게 되므로, 밤에 짜증을 덜 내고 휴식을 제대로 취할 수 있다.

체중 감량을 논의하면서 도대체 왜 기분에 관해 이토록 여러 번 강조하는 것일까? 그것은 바로, 기분에 좌우되는 식사가 체중 감량에 큰 방해물이 되기 때문이다. 기분을 조절하자. 그래야 기분이 좋지 않아서 아무 생각 없이 간식을 야금야금 주워 먹는 행동을 멈출 수 있다. 스트레스가 없어야 날씬해진다.

바로 얻을 수 있는 혜택이 더 필요한가? 그렇다면 계속 읽으시라. 체내에 세로토닌의 수치가 높으면 우리는 더 행복하다고 느낄 뿐 아니라, 식욕 또한 억제할 수 있다. 실제 따뜻한 날 우리는 덜 먹는 경향이 있다. 그렇지 않은가? 또한 햇빛은 갑상샘을 자극해 몸의 신진대사율을 높인다. 신진대사율이 더 높다는 것은 더 많은 칼로리를 소모한다는 것을 뜻한다.

우리 삶과 관련해 생각해볼까? 인도 국민은 아홉 달 동안 지독히 덥고 아주 화창한 나라에 살고 있지만, 만성적으로 비타민D 결핍에 시달리는 것으로 밝혀졌다. 비타민D 결핍 요인은 유전, 거무스름한 피부 외에도 아주 많다. 하지만 해법은 하나다. 햇볕을 더 많이 쐬려고 노력해야 한다는 것이다. 가끔 나는 햇볕을 쐬는 일이 고객들에게 실천을 독려하기에 가장 힘든 일이라는 생각이 든다. 특히 우리 세대는 태양을 피하는 것에 더 익숙한 것 같다. "내 피부는 발진이 생겨요" 또는 "그럴 시간이 없어요" 같은 변명을 나는 무수히 들어왔다.

햇볕을 쐬는 일은 꽤 간단하다. 일지나 컴퓨터 달력 또는 스마트폰 알람에 매일 30분 햇볕을 쐬는 일정을 잡아 표시해두자. 20~25분 정도 햇볕에 노출하면 좋다. 매일 빠뜨리지 말고 실천하자. 햇볕 쐬기를 잘 할 수 있는 몇 가지 아이디어를 적어봤다.

- 수리야 나마스카(surya namaskar, 태양 예배 요가)를 배워 매일 아침 해보자.
- 30분 정도 걸어서 직장에 가거나, 점심시간을 이용해 걷자.
- 아침에 햇볕이 드는 발코니에서 차를 한 잔 마시며 신문을 읽자.
- 회의를 해야 할 때 회사 아래에 있는 정원이나 테라스를 회

- 의 장소로 잡자.
- 주말에는 쇼핑몰에 가는 대신, 해변이나 동물원 등 야외에서 보내자.
- 점심시간에 용무가 있을 때 차를 이용하기보다는 걸어서 이동하자.

창문이 닫힌 차 안에 앉아 있는 시간은 포함되지 않는다. 우리 몸은 유리창을 통해 받는 햇볕으로는 비타민D를 만들어내지 못한다. 비타민D 합성에 필요한 중파장 자외선이 유리를 통과하지 못하기 때문이다.

태양은 긍정과 행복을 상징하는 빛을 발한다. 게다가 우리를 날씬하게도 해준다. 나는 태양이 우리에게 베푸는 이 두 가지 선행을 꼭 누리라고 권하고 싶다. 밖으로 나가 해를 맞이하자.

근육을 만들어라

가끔은 몸을 약간 힘들게 몰아붙일 필요가 있다. 우리는 의식적으로 기초대사율(BMR)을 높이는 조처를 함으로써 신체가 칼로리를 더 많이 태우도록 도와야 한다. 기초대사율이 높을수록 하루에 더 많은 칼로리를 연소할 수 있으므로, 가만히 있어도 더 날씬해질 수 있다.

우리 몸은 소화나 호흡 작용처럼 생명을 유지하기 위한 최소한의 활동만으로도 매일 500칼로리 이상을 소모한다. 이는 곧 하루에 그만큼의 칼로리를 더 먹어도 현재의 체중을 유지할 수 있다는 얘기 아닌가. 누가 이것을 마다하랴.

높은 기초대사율을 얻을 수 있는 제일 좋은 방법은 근육을 만드는 것이다. 근육세포는 지방세포보다 유지하는 데 더 많은 에너지가 필요하므로, 지방 대비 근육량이 더 많은 사람일수록 체중 감량을 더 쉽게 하는 경향이 있다. 이런 사실은 당신보다 훨씬 더 많이 먹는데도 살이 찌지 않아 당신을 항상 의아하게 했던 그들에 대해 해명해준다.

근육이 많으면 가만히 있어도 날씬해진다

'근육을 만든다'는 것은 근육의 크기를 키운다는 뜻이다. 체내 지방세포가 세포 수는 일정하게 유지된 채 세포 크기만 커지는 것처럼, 근육도 그저 크기만 키울 수 있을 뿐 새로 만들 수는 없다. 이는 '올바른' 운동을 얼마나 많이 하는가와 직접 관련된다.

우선, 적어도 일주일에 2~3일 정도는 근육 강화 운동을 해주는 것이 좋다. 목표를 달성하기 위해 다리, 엉덩이, 등, 복부, 가슴, 어깨, 팔 등 모든 주요 근육에 집중해 아령과 역기 들기, 강도 높은 운동 세트 등을 번갈아가며 진행하자. 우리가 진가를 알아보지 못한 그 보잘것없는 정원 가꾸기도 매우 훌륭한 근육 단련 운동이다.

심장을 튼튼하게 해주는 유산소 운동도 스케줄에 포함하자. 건강하고 튼튼한 심장은 근육을 포함한 신체 구석구석에 효과적으로 산소를 보내 근육을 강하고 단단하게 유지해준다.

근육은 한번 만들어졌다고 해서 계속 유지되는 게 아니다. 오히려 나이가 들어감에 따라 점점 더 쇠약해진다. 그러므로 근육 운동을 규칙적으로 끈기 있게 할 필요가 있다.

다음으로, 단백질을 충분히 섭취하는 것이 근육량을 키우고 유지하는 데 중요하다. 식단에 고단백질 음식을 의식적으로 포함하자.

체중 감량이 갈수록 어려워지는 이유

어리석게도 음식을 아예 먹지 않거나 속성 다이어트 또는 유행 다이어트를 따라 하는 행동, 끼니를 거르거나 운동은 하지 않은 채 살을 빼려는 행동은 모두 신체의 기초대사량을 낮춘다. 칼로리 섭취를 심하게 제한하면, 에너지를 내기 위해 우리 몸은 지방 대신 근육을 분해하기에 이른다. 이렇게 되면 근육량이 줄어들어 날씬해지려는 우리의 노력에 치명타를 줄

수 있다.

살이 빠졌다가 늘었다가 다시 빠지기를 반복하는 '체중 순환 현상'은 근육량을 감소시키고 체내 지방 함량 비율을 높인다. 이에 따라 신진대사 기능이 저하되는데, 이렇게 되면 다이어트를 중단하는 즉시 체지방만 늘어난다. 다이어트를 새로 시도할 때마다 감량이 갈수록 더 어려워지는 이유가 바로 이 때문이다. 이것은 "이전에는 10킬로그램을 뺄 수 있었는데, 지금은 왜 똑같은 노력을 쏟아도 저울 눈금이 꼼짝도 하지 않는 걸까요?"라고 묻는 모든 사람에게 내가 해주는 대답이기도 하다.

그러므로 다음의 사실을 받아들이자. 너무 급하게 체중을 줄이는 것은 효과가 없다. 그런 일은 결국 근육을 더 많이 줄이는 결과를 초래하므로 목적을 스스로 무너뜨린 꼴이다. 살이 빠졌다가 찌는 것을 반복하는 순환의 구렁텅이에 빠지지 않도록 주의하자. 이것은 흔히 생각하는 것보다 몸에 훨씬 더 해롭다.

시간이 없다는 건 핑계다

"살 빼려고 공들일 시간이 어디 있어! 목표를 쫓아다니기도 바쁘고 상사(또는 선생님)의 잔소리를 피해 다니기도 바쁜데, 도대체 살 뺄 틈이 어디에 있다는 거지?" 이것도 내가 자주 듣는 얘기다.

나의 가장 친한 친구는 일전에 나에게 눈을 부라리며 이렇게 말했다. "원고를 제출할 마감날짜를 받았는데, 어떻게 스무디 재료를 사러 갈 시간이 나겠니?" 나 역시 눈을 동그랗게 치켜뜨며 말했다. "원고 마감날짜에 선택권이 없는 것처럼, 사실 너한테는 너의 건강과 몸무게에 관한 선택권도 없어."

나는 정말로 "시간이 어디 있어!"라는 말을 전혀 믿지 않는다. 여느 일처럼 어느 정도 세심한 준비만 있으면 얼마든지 가능하다고 믿기 때문이다. 그 전에 물론 하고 싶다는 의지가 있어야 하겠지만 말이다.

이것이 쉽지 않다는 사실에 동의하지만, 세상에 쉬운 일이 몇이나 되는가? 도움은 놀라운 곳에서 얻을 수 있다. 예를 들어 효율적인 믹서기는 완벽한 동지가 된다. 당신은 당장 믹서기를 사용해 아침 식사나 간식, 또는 가끔 정말 빨리 장만하는 한 끼 식사가 될 만한 스무디를 잽싸게 만들어낼 수 있다. 실제로 나는 스무디 재료 사러 갈 시간이 없다는 그 친구에게 믹서기를 선물했고, 친구는 내 뜻을 대번에 알아차렸다. 비슷한 도구로는 편리한 수프 조리기나 찜기, 구이기가 있는데 정말로 도움이 된다.

믹서기를 비롯한 요리 기구에 투자하는 일은 건강한 식

습관과 건강한 생활방식을 누릴 준비를 하는 멋진 방법이다. 미리 계획하는 습관은 날씬함을 유지하는 게임에서 결과나 흐름을 뒤바꿔놓을 만한 중요한 요소로, 자연스럽게 건강한 습관을 형성할 수 있도록 해준다.

식단과 재료를 미리 준비하자

- 다양한 종류의 과일을 소량씩 구매해 가까이에 비치하자. 과일은 몸에 좋은 간식으로 유용할 뿐 아니라 끼니 사이에 배를 채워주는 음식으로도 최고다.
- 칼로리가 조절된, 건강하고 맛있는 저녁 식사를 언제든지 먹을 수 있도록 일주일 치 식단을 미리 짜놓자. 그리고 주말에 식재료를 일부나마 준비해두자. 이런 전략은 하루 단위로도 적용할 수 있는데, 미리 식단을 짜두면 식사를 계획대로 진행하는 데 도움이 된다. 점심 식단을 미리 알고 있으면 나쁜 음식을 먹을 가능성이 훨씬 낮아진다.
- 식료품 저장실에 기본 식재료를 넣어두자. 특히 당신이 좋아하고 쉽게 요리할 수 있는 재료를 넣어두면 좋다. 토마토소스나 저염 수프, 저염 채소 통조림 등이 좋은 예다. 마찬가지로 냉장고도 몸에 좋은 식재료로 채워두자.
- 회사에 있는 내 책상 서랍을 '건강한 서랍'으로 만들자. 몸에 좋으면서도 잘 상하지 않는 간식 한두 종류를 지퍼백에 담

아 서랍에 보관하자. 허브차나 카페인이 없는 차도 몇 개 넣어두자. 이렇게 하면, 오후 3시쯤 배고픔이 밀려올 때 자판기로 달려가지 않고 미리 챙겨둔 몸에 좋은 간식을 먹을 수 있다. 이로써 엄청나게 많은 불필요한 칼로리를 섭취하지 않아도 된다.

그리고 항상 가방에 말린 살구나 아몬드, 캐슈너트 같은 건강 간식을 넣어 다니자. 가방에 간식이 들어 있으면 꽉 막힌 도로에 갇혀 있을 때 길거리에서 정크푸드를 사 먹지 않아도 된다. 매일 아침, 또는 아침이 바쁘다면 전날 저녁에 미리 가방을 점검해 간식을 넣어두자. 이런 사소한 준비 하나가 에너지 수준을 조절하고 하루 칼로리 섭취량을 억제하는 데 큰 도움을 줄 것이다.

Chapter 2

일상이 다이어트가 되는
3개월 플래너

Miracle fit

나는 작은 변화가 성공을 이룬다는 사실을 늘 믿어왔다. 커다란 변화를 바라고 그것을 갑작스럽게 시도하는 것은 잘못된 일이어서 절대 성공하지 못한다. 항상 작은 변화에 집중하자. 그러면 엄청난 결과로 보상받을 것이다. 작은 변화를 한 가지씩 꾀한다면, 고통을 느끼지 않고도 목표에 다가갈 수 있다. 머지않아 더 건강해진 자신을 만나게 될 것이다.

변화를 어렵다고 여기지 말자. 변화는 당신이 현재 처한 상황과 아주 매끄럽게 어울려야 한다. 내가 3개월 일정표에서 성취하려는 것이 바로 이것이다. 3개월 일정표는 간단하면서도 고통 없이 따를 수 있는 실천을 한 번에 하나씩 제안한다. 그러면서도 3개월 후에는 상당한 성과를 안겨주리라 확신한다. 만약 일정표에 나온 활동 중 어떤 것이 마음에 들지 않는다면 그것을 빼고, 함께 제시된 그 밖의 팁에서 하나의 대안을 고를 수 있다. 이 일정표는 당신을 벌주려는 것이 아니라, 건강한 습관을 일상에서 영위하도록 안내하기 위해 만들었다. 수행하기에 앞서, 미리 전체 일정표를 두어 번 읽어보기 바란다. 그렇게 하면 미리 계획을 짤 수 있다. 예를 들어 어느 날 당근이나 과일이 필요할 것 같으면 미리 사둘 수 있다. 이 일정을 함께 해나갈 친구나 가족을 모집하는 것도 좋은 생각이다. 친구나 가족과 함께하면 이 모든 과정이 건강한 파티를 준비하는 것처럼 느껴질 것이다.

일정표는 세 부분으로 나뉜다. 첫째는 '월별 변화'로, 한 달에 하나씩 꾀할 수 있는 변화다. 당신은 한 달 내내 이 사항을 따라야 한다. 둘째는 '12주에 걸친 주별 변화'로, 한 주에 하나씩 꾀할 수 있는 변화다. 셋째는 '일별 변화'로, 하루에 하나씩 따라야 하는 변화다.

월별 플래너

⸱⸱⸱▸ 1개월 차

아침에 맨 먼저 따뜻한 물에 꿀과 라임즙을 조금 타서 마시자. 꿀과 라임즙을 탄 물은 체내 독소를 씻어주고 장을 알칼리성으로 만들어 하루를 신선하게 시작할 수 있게 해준다.

⸱⸱⸱▸ 2개월 차

당신이 정말 좋아하는 다양한 색깔의 채소와 과일 이름을 두 개씩 써서 목록을 만들자. 그리고 한번 먹어보고 싶거나 맛이 궁금한 채소와 과일도 각각 두 개씩 써서 목록을 만들자. 한 주 동안 각각의 목록에서 한 가지씩을 골라 매일 먹자. 예를 들어 당신은 첫째 주에 좋아하는 과일로 석류를, 먹어보고 싶던 과일로 키위를 고를 수 있다. 마찬가지로 둘째 주, 셋째 주, 넷째 주에도 각각의 목록에서 과일과 채소를 하나씩 골라 짝지은 다음, 한 주씩 먹으며 한 달 내내 규칙을 따르자.

이렇게 하면 몸에 필요한 섬유질과 해독 작용을 하는 무기질 및 비타민을 다양하게 섭취할 수 있다. 게다가 새로운 음식을 먹어보면 더 많은 과일과 채소에 입맛이 익숙해져 잘 먹게 된다.

⋯⟶ 3개월 차

한 달 동안 전체 음식의 절반을 홀푸드(whole food, 자연에 가까운 상태로 원재료 본연의 맛과 영양을 담은 음식)로 대체하자. 아침 식사로 귀리를 먹자. 퀴노아 같은 새로운 곡물과 아마란스(amaranth, 남아메리카 고산지대에서 재배됐던 슈퍼곡물로 고대 잉카제국에서는 '신이 내린 곡물'이라 불렸다고 전해짐)나 기장 같은 전통 곡물을 실험 삼아 먹어보자. 만약 파스타가 정말 먹고 싶다면, 통밀에 기회를 주자. 현미나 적색미 등으로도 만들어보자. 음료를 만들 때는 재거리(jaggery, 인도산 흑설탕)나 갈색 설탕을 사용해보자.

주별 플래너

1주 튀김을 먹지 않는다

집과 회사는 물론 파티나 모임에서도 한 주 동안은 완전히 튀긴 음식을 끊어보자. 지방 섭취가 급격하게 줄어들 것이다.

2주 아침에 산책한다

저녁 산책이 좋다면 그것도 괜찮다. 산책은 몸의 신진대사를 엄청나게 북돋워준다. 매일 30분 이상은 걷자.

3주 식단을 녹색으로 채운다

매일 두 끼는 신선한 채소를 먹자. 채소를 수프나 수브지로 먹으면, 당신의 몸은 영양분과 섬유질을 듬뿍 섭취하게 된다.

4주 소금을 줄인다

한 주 동안 의식적으로 소금의 사용과 짠 음식의 섭취를 줄이자. 몸에서 과잉된 수분, 즉 부종을 완전히 제거하자.

5주 매일 아침 견과류를 먹는다

견과류는 고도불포화지방산(오메가-3)과 같은 좋은 지방의 훌륭한 원천이다. 심장에도 엄청나게 좋으니 반드시 먹자. 견과류를 다양하게 섞어 장만해놓고 한 주 동안 매일 아침 한 움큼씩 먹자. 그냥 씹어 먹어도 되고, 샐러드에 넣어 먹어도 된다. 갈아서 닭 가슴살에 입히거나 채소와 함께 재빨리 익혀 먹어도 좋다. 견과류는 당신의 식단에 씹는 맛과 함께 건강을 선사할 것이다.

6주 마늘 한 쪽을 삼키자

매일 아침 이를 닦기 전에 마늘 한 쪽과 물 한 잔을 먹자. 마늘은 '나쁜 콜레스테롤'을 줄여줄 뿐 아니라 체중 감량에도 도움을 준다.

7주 프로바이오틱을 매일 먹는다

나쁜 식습관과 오염된 환경은 우리 몸의 좋은 박테리아를 파괴하고, 나쁜 박테리아를 장내에 증식하게 한다. 좋은 박테리아와 나쁜 박테리아 간에 균형이 깨지면, 건강에 문제가 생기고 살이 찌기 시작한다. 프로바이오틱은 이런 불균형을 바로잡는 데 도움을 주어 건강을 되찾고 체중을 줄이게 해준다.

8주 계단을 오른다

4분 동안 쉬지 않고 계단을 오르는 것에서 시작해 시간과 강도를 높여가자. 이렇게 하면 신진대사가 아주 활발해지며 칼로리도 많이 소모된다.

9주 노벨 푸드를 먹는다

노벨 푸드(Novel Foods)는 EU가 안전성을 인정한 음식이다. 템페(tempeh, 콩을 발효시켜 만든 인도네시아 음식), 두부, 케일, 브로콜리, 퀴노아, 아마란스, 새로운 베리류(크랜베리, 블루베리, 멀베리, 케이프구스베리), 무화과, 아보카도, 스피룰리나, 두유, 현미, 정제하지 않은 귀리 등이 있다. 매일 새로운 음식 한 가지를 식단에 추가해보자. 이 중에서 선택해도 좋고, 새로운 슈퍼푸드를 찾아 먹어보는 것도 좋다. 슈퍼푸드는 체중 감량에 도움을 줄 것이다.

10주 여덟 시간 잠잔다

이 한 주 동안은 매일 밤 무슨 일이 있어도 반드시 여덟 시간은 자자. 잠을 적게 자는 것은 살을 찌우는 것과 같다.

11주 탄산음료는 입에 대지 않는다

엄격하게 지키자. 다이어트 탄산음료도 먹어선 안 된다. 이 간단한 조처 하나로 영양가 하나 없는 칼로리를 얼마나 많이 떨쳐버릴 수 있는지를 알면 깜짝 놀랄 것이다. 집에서 흥미로운 저칼로리 음료를 만들어서 마셔보자.

12주 반드시 아침을 먹는다

매일 건강하고 적절한 아침 식사를 만들고, 자리에 앉아서 음미하며 먹자. 사과 하나를 쥐고 뛰어다니며 베어먹지 말자. 만약 그렇게 해야 한다면, 20분 일찍 일어나자. 기억해라. 아침을 먹는 사람이 더 날씬하다.

일별 플래너

1일 ## 신체검사를 받는다

모든 검사를 수행하고 기록하자.

2일 ## 당근을 먹는다

예리한 시력과 아름다운 피부를 위해 당근을 먹자. 샐러드에 생으로 넣어 먹
거나, 점심에 당근볶음이나 당근 주스로 만들어 먹어보자. 먹는 방법은 무궁
무진하다.

3일 ## 세차하거나 집을 청소한다

차가 없다면 친구 차를 자청해 세차해주자. 집 안 구석구석 대청소를 하는 것
도 좋다.

4일 ## 과일과 채소를 먹는다

매끼 식단에 과일이나 채소를 반드시 포함시키자.

5일 ## 찜 요리를 먹는다

점심이나 저녁 한 끼는 꼭 찜 요리만을 먹자.

6일 ## 점심시간에 산책한다

산책은 정신을 맑게 하고 스트레스를 완화하며 휴식을 선사한다. 물론, 칼로리도 태우고 신진대사도 북돋는다.

7일 ## 수프를 만들어 먹는다

정말 맛있고 정말 건강에 좋은 수프를 만들어 먹자.

8일 ## 모든 음식에서 설탕을 뺀다

차, 커피를 마시거나 시리얼을 먹을 때도 설탕을 넣지 말자. 설탕이 그리 아쉽지 않을 것이다. 만약 설탕이 아쉽다면 설탕 대신 계핏가루를 조금 넣어보자. 향이 기가 막힐 것이다.

9일 ## 채소 섭취를 두 배로 늘린다

생으로 먹어도 좋고 익혀 먹어도 좋다.

10일 ## 새로운 춤을 배운다

누가 알겠는가, 폴 댄싱에 푹 빠지거나 영혼과 몸이 살사에 딱 들어맞는다는 사실을 알게 될지.

11일 ## 김치를 먹는다

김치는 배추와 마늘, 고춧가루로 만드는 한국의 매운 별미 음식으로 당신의 체중 감량을 완벽하게 도와줄 것이다. 김치의 강한 향은 식욕을 억제해 과식을 막는다. 아시아 슈퍼마켓이나 자연식품점에서 살 수 있다. 아니면, 직접 만들어서 반찬으로 조금씩 먹어도 좋다.

12일 ## 줄넘기를 한다

줄넘기를 마지막으로 한 지 여러 해가 지났다면 오늘 다시 시작해보자. 줄넘기는 완벽한 운동이다.

13일 **싹 채소를 기른다**

녹두나 벵갈녹두를 기르는 것으로 시작해보자. 싹 채소를 기르면, 채소를 먹지 않을 수 없다. 싹은 36시간 정도 후부터 여러 형태로 식탁에 올릴 수 있다. 쪄서 수프나 샐러드에 추가해 먹어도 좋다.

14일 **요구르트를 먹는다**

저지방 요구르트 2회 제공량을 먹자. 플레인 맛도 좋고 당신이 좋아하는 맛도 괜찮다. 당신의 뼈가 고마워할 것이며, 당신의 체중 감량 노력 또한 힘을 얻을 것이다.

15일 **아이와 놀아준다**

저녁에 가까운 공원을 찾아 아이들과 함께 한 시간가량 뛰어놀자. 축구도 좋고 농구도 좋고, 어떤 놀이든 좋다.

16일 **아침 식사로 채소를 곁들여 먹는다**

파라타를 비롯해 지나치게 무거운 음식을 아침 식사로 먹고 싶은 유혹을 뿌리치자. 아침 식사에 신선한 채소 한 접시를 곁들여 먹자. 파파야나 오렌지, 배, 사과, 무화과도 좋다.

17일 **좋은 기름을 먹는다**

콩, 땅콩, 당근, 고추, 콜리플라워, 브로콜리 등의 생채소나 데친 채소에 올리브유(버진 코코넛 오일 또는 참기름) 1작은술을 넣고 버무려 먹자. 아니면 당근과 순무, 감자를 으깬 데다 기름 1작은술을 넣어 먹어도 좋다. 기름은 1작은술로도 온 가족이 먹기에 충분할 뿐 아니라 향도 아주 좋다. 핵심은 건강에 더 좋은 기름을 사용해보는 것이다.

18일 **운동용품을 산다**

밝은색 운동용 타이츠나 편안한 워킹화를 사자. 가지고 있던 것보다 한층 더 무거운 아령을 사는 것도 좋다. 적절한 운동복과 운동 장비를 갖추면 규칙적으로 운동하는 데 동기가 유발된다.

19일 **구아바를 먹는다**

저녁에 싱싱하고 단단한 구아바를 하나 골라서(제철이 아니면 다른 과일로 대체하자), 카라 나마크(kala namak, 인도의 자주색 암벽에서 나는 소금) 아주 소량과 약간의 라임즙을 첨가하자. 톡 쏘는 맛이 길거리 음식을 갈망하는 당신의 욕구를 달래줄 것이다. 구아바는 포만감을 주면서도 칼로리가 낮을 뿐 아니라, 염증 억제제인 비타민C도 풍부한 과일이다.

20일 악기 연주법을 배운다

드럼이나 기타, 타블라(tabla, 손으로 두드리는 작은 북 두 개로 이뤄진 인도 악기) 등 어떤 악기라도 좋으니 연주하는 법을 배워보자. 스트레스는 살이 찌는 데 엄청나게 큰 역할을 하는데, 그 스트레스를 억제하는 데 음악만 한 것도 드물다.

21일 다크 초콜릿을 먹는다

저녁 식사 후 다크 초콜릿 작은 조각 하나를 자기에게 대접하자.

22일 가볍게 식사한다

과일과 채소로 만든 주스에 라씨와 맑은 수프만 먹자. 몸에 휴식을 주고 소화기관을 다시 정상 궤도로 되돌리며 몸속 독소를 제거하기 위해서다. 하지만 오늘 딱 하루만이다. 내일까지 이렇게 먹지 않도록 유념하자.

23일 몸에 좋은 음식을 마음껏 산다

가족 모두가 좋아하는 건강한 음식 목록을 만들어서 쇼핑에 나서자.

24일 브로콜리를 먹는다

체중 감량에 아주 좋은 섬유질과 칼슘 섭취량을 크게 늘려보자. 브로콜리 캐서롤(casserole, 오븐에 넣어서 천천히 익혀 만드는 찜 요리)을 한번 만들어보자.

25일 스파에 간다

스트레스를 완화해주는 마사지를 받으며 휴식을 취해보자.

26일 몸에 좋은 디저트를 만들어 먹는다

이 책에 소개한 레시피 중에서 골라도 좋고, 당신이 좋아하는 건강 디저트도 괜찮다. 직접 만들어 먹자.

27일 정원을 가꾼다

정원에서 하는 소일거리는 칼로리를 소모하기에 아주 좋은 방법이다.

28일 피자를 만들어 먹는다

단, 반드시 방울토마토와 자른 고추, 옥수수 낱알을 피자에 얹어 영양지수를 높이자. 그리고 가능한 한 저지방 치즈로 만든 얇은 도우의 피자를 주문하자.

29일 새로운 운동에 도전한다

복싱 피트니스 수업에 참여해보자. 필라테스나 자전거 타기, 태극권, 새로운 요가, 킥복싱, 그 외에 무엇이라도 좋다.

30일 기름 없이 요리한다

기름을 넣지 않은 비리아니(biryani, 쌀을 고기나 생선 또는 채소와 함께 요리한 남아 시아 요리)를 만들어 가족들을 놀라게 하자.

31일 새로운 다짐을 한다

지금껏 유지하고 있는 건강한 습관이 몇 가지나 되는지 한번 세어보자. 여기에 몇 가지를 더할 것을 약속하자. 보상의 의미로 자신에게 좋은 음식을 대접하자.

> ▶ 이제 1개월 차가 지났다. 다음 2개월 동안에도 이 일별 변화를 반복하자.

그 밖의 팁

만약 일별 플래너가 마음에 들지 않으면, 다음 중 하나를
골라 대체할 수 있다.

1 **친한 친구나 가족에게 연락하자**

전화로 수다를 떨거나, 커피숍에서 만나 이야기를 나누자. 친구를 집으로 초
대해 멋진 저녁을 함께 먹거나, 친구의 사무실로 찾아가 점심을 먹으며 수다를
떨어보자. 다른 사람과 생각과 감정을 공유하면 스트레스를 제어할 수 있으므
로, 더 날씬한 몸매를 유지하는 데 간접적인 도움을 받을 수 있다.

2 **의식적으로 적어도 20분 이상 햇볕을 쬐자**

발코니에 앉아 시간을 보내거나 인근 공원을 걷는 것도 좋다. 기분과 비타민
D(햇빛 비타민) 사이에는 직접적인 관련성이 있다. 그리고 기분은 체중의 증가

와 감소에도 영향을 미친다.

③ 녹차를 세 잔 마시자

녹차는 신진대사율을 높일 뿐 아니라, 지방 산화도 촉진한다. 녹차에 들어 있는 화합물이 칼로리 소모율을 높이므로, 전체 에너지 소모량이 늘어 살이 빠진다.

④ 아마씨를 절친한 친구로 삼자

아마씨는 효율적인 신진대사 작용에 꼭 필요한 지방산인 알파리놀렌산(ALA)의 좋은 공급원이다. 시리얼이나 샐러드, 디저트 등에 아마씨를 첨가해 먹자. 아마씨는 신진대사 작용에 날개를 달아줘 더 빨리 체중을 줄이게 해준다.

⑤ 저지방 유제품(우유, 치즈, 코타지 치즈)을 하루에 3회 제공량만큼 먹자

우유에 든 칼슘은 우리 몸이 날씬해지도록 돕는다.

⑥ 하루에 차를 두세 잔 마시자

연구조사에 따르면, 차는 건강에 매우 좋은 음료임이 점점 분명해지고 있다. 항산화 성분을 풍부하게 함유하고 있으며, 소화를 돕고, 암을 예방한다. 또한 알츠하이머를 예방하고, 혈당을 낮추며, 심장에도 아주 좋은 친구다. 차는 그냥 마셔도 몸에 좋지만 항산화 작용을 더 높이고 영양기를 더 좋게 하려면 바질 잎, 계피, 생강, 카르다몸, 후추, 정향, 레몬, 민트, 파란 고추 등을 첨가하자. 단, 차를 너무 많이 우려내면 떫거나 신맛이 강해진다.

Chapter 3

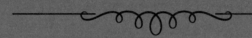

균형 잡힌
마른 몸매를 위한 꿀팁

적정 체중을 찾아라

자신의 체중을 잘 아는 것은 도움이 된다. 거울을 보며 "괜찮아. 조금 통통해 보일 뿐인걸"이라고 위로하거나 "얼굴에 살이 좀 붙었네"라고 변명하는 대신, 적절한 체중인지 아니면 적정 체중을 크게 벗어난 상태인지 알아내자. 이것을 알아내는 간단한 과학적 방법이 있다.

우선 '거울을 보고 판단하는 접근법'이 있다. 하지만 이 방법은 당신이 정말로 편견 없이 자신의 몸무게에 진실할 때만 쓸모가 있다. 그럴 리가 거의 없겠지만 말이다. '키-몸무게 기록지를 살피는 방법'을 선택할 수도 있다. 하지만 이 역시 도움을 받기에는 너무나 포괄적이고 시대에 뒤떨어진 방법이다. 또 다른 방법으로 신체 조성 검사기를 찾아서 체지방 함량을 확인해보는 것이 있지만, 좋은 성능의 기기를 찾기 어렵다.

무엇보다 간단하면서도 꽤 정확한 방법은 체질량지수(BMI)를 계산해보는 것이다. 체질량지수의 계산식은 간단하다. 몸무게를 키의 제곱으로 나누면 된다.

$$\text{체질량지수} = \text{몸무게}_{(kg)} \div \text{키}^2_{(m)}$$

실제로 계산을 한번 해보자. 만약 당신의 몸무게가 54킬로그램이고 키가 152.4센티미터(1.524미터)라고 가정해보자. 당신의 체질량지수는 '54 ÷ 1.524×1.524'이므로, 23.2가 된다.

체질량지수가 18.5 미만이면 저체중, 18.5~24.9면 정상체중, 25~29.9면 과체중, 30 이상이면 비만이다. 당신의 체질량지수는 23.2이므로, 수십 년에 걸친 연구와 명망 있는 체중감량 전문가인 나의 견해에 따르면 당신은 완벽한 상태라고 할 수 있다.

몸 상태가 어떤지 확인하기 위해 당신의 체질량지수를 한번 계산해보길 바란다. 체질량 지수를 알아야 당신은 목표 체중을 설정할 수 있다. 그리고 앞으로도 계속 체질량지수를 추적하자.

현재 체질량지수: _____

3개월 후 체질량지수: _____

6개월 후 체질량지수: _____

열 개의 치수를 기록해라

	현재	3개월 후	6개월 후
목 둘레			
가슴둘레			
허리둘레			
배 둘레			
엉덩이 둘레			
오른쪽 허벅지 둘레			
왼쪽 허벅지 둘레			
오른쪽 팔 둘레			
왼쪽 팔 둘레			
몸무게			

신체검사를 해라

지금 신체검사를 하고, 습관의 변화를 시도한 지 3개월이 지난 후 다시 검사하자. 첫 번째 검사는 당신이 어떤 부분에 문제를 가졌는지를 알려줄 것이다. 예를 들어 헤모글로빈 수치나 LDL 콜레스테롤(나쁜 콜레스테롤) 수치, HDL 콜레스테롤(좋은 콜레스테롤) 수치 등이 높은지 낮은지를 보여줄 것이다. 3개월 후에 하는 두 번째 검사는 당신이 습관을 얼마나 잘 변화시켜왔는지를 보여줄 것이다. 그 후에도 당신은 계속해서 변화를 꾀할 수 있다.

- **유산소 운동** 조깅, 걷기, 수영, 자전거 타기 등과 같이 산소의 필요성이 증가하는 운동을 말한다.

- **식욕 부진** 살을 빼려는 강박적 욕망 때문에 먹기를 거부하는 증상을 특징으로 하는 정서적 장애다. 과도한 음식 섭취 억제와 살이 찌는 것에 대한 비이성적인 두려움, 왜곡된 신체 자각 등의 증상을 보인다. 전형적으로 지나친 체중 감량과 관련이 있다.

- **기초대사율(BMR)** 우리가 아무런 활동을 하지 않는 휴면 상태에 있을 때 순전히 신진대사 작용만으로 하루 동안 소모되는 칼로리를 말한다. 기초대사율이 높을수록 더 많은 칼로리를 소모하므로 체지방이 덜 쌓인다.

- **폭식증** 한 차례 폭식하고 난 후, 우울 증상과 함께 자발성 구토 행동이나 음식물 제거 행동, 끼니 거름 행동 등을 보이는 정서적 장애를 말한다.

- **카페인** 자연에서 얻어지는 화학 자극제로 커피콩, 차, 청량음료, 코코아, 초콜릿에서 가장 흔히 발견된다. 중독성이 있다.

- **교차 운동** 여러 가지 운동을 접목해 운동하는 것을 뜻한다. 다양한 신체 단련 체계를 통해 일상생활에서 체력을 단련하는 방식이다.

- **엔도르핀** 운동을 하거나 힘을 쓸 때 우리 몸에서 분비되는 호르몬이다. 기분을 좋게 해 우울함을 떨치는 데 도움을 주며, 스트레스를 덜어주고 즐거움을 더 잘 느끼게 해준다.

- **섬유질** 우리 몸에서 소화할 수 없는 식물 기반 식품이다. 영양소나 칼로리를 공급하지 않은 채 우리의 소화관을 거쳐 갈 뿐이지만, 건강에 매우 이롭다.

- **습관** 무의식적으로, 또는 거의 의식하지 않은 상태에서 하는 행동을 말한다.

- **헤모글로빈** 적혈구에 들어 있는 빨간색 산소 운반 색소로, 산소를 우리 몸의 모든 조직으로 실어 나르는 일을 돕는다. 헤모글로빈이 결핍되면 빈혈을 일으키는데, 빈혈의 주요 증상으로는 과도한 피로감과 창백한 얼굴빛이 있다.

- **만보기**(또는 계보기) 우리 몸의 움직임과 발걸음 수를 감지하는 기계다. 평상시 보폭의 길이를 알아내 거리로 변환한다. 가장 간단한 만보기는 단지 발걸음 수만 세어 걸음 수 또는 거리로 나타내준다.

- **포만감** 배가 불러서 음식이 몸에 더는 필요치 않다고 느끼는 감정을 뜻한다.

지방을 줄이는 방법

음식의 풍미를 줄이자는 것이 아니라, 지방을 줄이자는 말이다. 음식이 너무 밍밍하다면 다음과 같은 편법들을 사용해보자. 지방이 없어도 맛있게 요리하는 영리한 방법들이다.

- **음식이 눌어붙지 않는 팬을 사용하자** 기름을 부을 때 숟가락 대신 분무기를 사용해보자. 조리용 스프레이를 사는 것도 좋다. 작은 변화지만, 분명한 효과가 있다. 만약 레시피에 기름이나 버터를 1큰술(대략 3작은술) 넣으라고 되어 있다면, 안전하게 양을 줄여 2작은술만 넣을 수도 있다. 아니면, 그보다 더 적게 넣을 수도 있을 것이다. 그냥 뚜껑을 덮거나 가끔 휘저어줘서 채소에서 나온 즙 자체로 익게 하자. 즙이 별로 없는 채소라면, 물 한 숟가락을 넣는 것도 좋다.

- **대체 식품을 사용하자** 저지방 치즈와 저지방 우유를 사용한 저지방 드레싱을 사용하자. 버터 대체품으로 요구르트 소스나 사과 버터를 사용하자. 기름 대신 허니머스터드 드레싱이나 레몬 드레싱, 저지방 마요네즈를 사용하자.

- **무지방 요구르트 소스 만드는 법** 탈지유로 만든 저지방 요구르트를 고운 체로 거르거나, 면 거즈에 싸서 두어 시간 매달아두자. 걸러진 요구르트를 24시간 정도 냉장하자. 허브나 향신료를 추가하자. 원한다면 잘게 썬 양배추나 다진 고추, 강판에 간 당근 같은 채소도 넣자. 소스나 드레싱 또는 샌드위치에 넣을 재료로 사용하자. 이렇게 만들어 냉장 보관하면 일주일 동안 먹을 수 있다.

- **사과 버터 만드는 법** 사과 두 개를 씻자. 껍질을 깎거나 속을 파내지 말자. 사과를 작은 조각으로 자른 다음, 물 한 컵을 붓고 부드러워질 때까지 뭉근히 끓이자. 그런 다음, 체에 받치자. 걸쭉해진 사과를 큰 팬에 넣고, 취향에 따라 설탕 ¼~½컵, 계핏가루 ¼작은술, 정향 가루 소량을 첨가해 가열하자. 사과 퓌레(puree, 채소나 고기를 간 다음 체로 걸러 걸쭉하게 한 음식)가 나무 숟가락에 붙어서 떨

어지지 않을 정도로 진하게 될 때까지 숟가락으로 저으면서 천천히 익히자. 너무 진하면 무가당 사과 주스를 조금 첨가해도 좋다. 다 만들어지면, 살균한 병에 넣어 밀봉해서 보관하자.

- **크림치즈 만드는 법** 믹서기에 수분을 뺀 요구르트를 넣고 머스터드나 민트, 토마토, 후추 중 당신이 좋아하는 재료를 섞어 넣어서 만들 수 있다.

- **튀기지 말고 구워 먹자** 감자를 기름에 튀겨 먹거나 건강에 더 나쁜 냉동 포장된 튀김 감자나 칩을 사는 대신, 당신만의 더 건강한 방법으로 구워 먹자. 오븐을 215℃에서 예열하자. 종이 포일에 기름을 살짝 바른 다음, 얇게 잘라놓은 감자를 위에 올리고 다시 한 번 기름을 살짝 뿌리자. 맛을 내기 위해 소금과 후추를 약간 뿌린 후, 감자가 갈색이 되어 바싹 구워질 때까지 45분 정도 굽자. 굽는 동안 감자를 한번 뒤집어주는 것도 잊지 말자.

- **무지방 피클 만드는 법** 미리 만들어진 기름에 절인 피클을 사지 말고 망고와 토마토, 민트, 타마린드, 고수 등으로 처트니를 만들어 먹자. 이렇게 먹으면 건강에 더 좋을 뿐만 아니라 지방도 첨가되지 않는다. 만약 피클을 먹어야겠다면, 이렇게 한번 해보자. 채소나 과일을 작게 잘라 큰 병에 담자. 식초와 물을 50:50 비율로 해서 병에 가득 붓자. 소금과 향신료(빨간 고추와 초록 고추, 피클용 향신료, 겨자씨)를 넣자. 뚜껑을 닫고 잘 흔든 다음 한 달 동안 보관하자. 맛이 기가 막힐 뿐 아니라, 지방이나 설탕도 전혀 들어 있지 않아 건강에 좋다.

지방을 줄이는 요리법

- 채소를 익힐 때는 기름 대신 물을 약간 넣자.

- 팬에 채소를 먼저 넣고 반쯤 익힌 다음, 신선한 마늘 타드카(tadka, 향신료 페이스트)가 든 마살라(masala, 아시아 남부 지역에서 사용하는 혼합 양념)를 첨가하자.

- 수프와 카레에 끼는 지방은 숟가락으로 제거하자. 종종 지방이 음식 위에 둥둥 떠다닐 때가 있다. 뚜껑을 덮은 후 6~8시간 냉장하면, 지방이 맨 위쪽으로 떠올라 굳으므로 지방 덩어리를 쉽게 제거할 수 있다.

- 닭고기 등의 육류는 항상 소스에 재어두자. 더 빨리 요리할 수 있을 뿐 아니라, 더 맛있고 육질도 더 부드러워지며 조리할 때 기름도 덜 든다. 몇 가지 소스 재료를 소개하자면, 다음과 같다.

 ❖ 다진 마늘, 다진 생강, 귤껍질 간 것, 오렌지즙, 간장
 ❖ 토마토 과즙, 다진 양파, 좋아하는 허브, 다진 마늘
 ❖ 레몬즙과 과육, 백리향 잎, 칠리 파우더
 ❖ 지지방 플레인 요구르트, 다진 양파와 다진 마늘을 섞은 것, 구운 커민(cumin, 미나릿과에 속하는 식물인 커민의 씨를 이용해 만든 향신료 가루), 고수 가루, 강황

소금을 줄이는 방법

다음에 나오는 똑똑한 건강 조언을 따라 음식에 들어가는 소금양을 줄이자. 기억하자. 소금을 적게 넣는다고 해서 음식이 맛없어지는 것은 아니다. 요리에 풍미를 더하기 위해 소금을 대체하는 재료를 사용하자.

일상에서 실천하는 저염식

- 바나나를 비롯해 기타 칼슘이 풍부한 음식을 먹자. 칼슘이 풍부한 음식은 체내 나트륨의 균형을 맞추는 데 도움을 준다.
- 과일, 채소, 생고기와 생선, 우유, 요구르트는 모두 자연 상태에서는 소금기가 적으므로 마음 놓고 먹을 수 있다.
- 물을 많이 마시자. 과잉 섭취한 나트륨이 물과 함께 배출된다.
- 요리에 넣는 소금의 양을 점차 줄여나가자.
- 식탁 위에 소금통을 놓아두지 말자. 아니면, 소금통의 구멍을 작게 만들자.
- 해수염이든 암염이든 들어 있는 소금의 양은 같으므로, 대용하는 것은 아무런 효과가 없다.
- 소금을 첨가하기 전에 항상 먼저 맛보자. 소금은 요리하는 중에 넣든 나중에 넣든, 염도와 효과는 같다.
- 중국 음식은 화학조미료(MSG)와 간장을 너무 많이 사용하므로 되도록 섭취를 삼가자. 둘 다 소금기가 많다. 부득이한 경우 저나트륨(저염) 간장을 사용하자.
- 베이컨, 햄, 소시지 같은 가공육을 피하자. 이런 고기는 가공됐을 뿐 아니라 나트륨과 방부제가 많이 들어 있다.

- 아차르(achars, 짠맛을 내는 조미료), 처트니, 빠빠드(papads, 검은 녹두 등의 가루를 반죽해 얇게 튀겨낸 것), 남킨을 멀리하자. 이런 음식들은 소금 함량이 높다.

- 구워 파는 음식은 나트륨 함량이 높은 베이킹소다로 만들어진 것이니 피하자.

- 고형 육수나 과립형 육수처럼 소금기가 많이 함유된 식재료는 피하자.

- 칩과 땅콩, 팝콘, 짭조름한 스낵과 수프 같은 음식은 소금기가 많다.

- 원재료로 요리하자. 가공식품 사용을 줄이자.

- 신선채소나 냉동채소, 또는 소금이 첨가되지 않은 통조림 채소를 고르자.

- 외식을 많이 한다면, 많은 식당의 한 끼 식사가 하루 치 나트륨을 함유하고 있다는 사실을 알아야 한다. 식당에서는 똑똑하게 주문하자. 식당에서 나오는 수프는 나트륨이 거의 재앙 수준으로 들어 있다. 되도록 샐러드를 먹고, 구운 고기 요리를 시킬 때는 소금을 넣지 말라고 주문하자.

- 나트륨 일지를 쓰면 어떤 음식을 줄여야 하고 먹지 않아야 하는지 결정하는 데 도움을 받을 수 있다. 당신이 하루에 얼마나 많은 양의 나트륨을 섭취하는지를 알면 아마 깜짝 놀랄 것이다.

소금을 대체해주는 식품들

- 향신료로 양파 가루와 마늘 가루, 레몬즙을 많이 사용하자.

- 대체 향신료로 고춧가루나 후춧가루 같은 매콤한 양념을 사용하자.

- 고수, 파슬리, 민트, 오레가노, 백리향, 바질 같은 허브를 넉넉히 뿌려 먹자.

- 레몬과 오렌지 껍질을 첨가해보자. 음식에 풍미를 더할 수 있다.

- 허브 솔트를 사용하자. 상점에서 살 수도 있고 직접 만들어 먹을 수도 있다. 고수, 파슬리, 민트, 오레가노, 백리향, 바질 등의 허브를 사용하자. 좋아하는 허브를 여러 개 섞어 허브믹스를 만들고, 소금과 허브믹스를 1:6 비율로 사용하자.

- 깨소금을 만들자. 볶아서 잘게 빻은 깨와 소금을 5:1 비율로 섞자.

쉽고 간단한 10분 운동

한 번에 30분간 운동할 수 없는 날에는 10분씩 세 번에 나눠 운동하는 것이 현실적인 대안이다. 10분씩 세 번 운동해도 모두 합쳐진다는 사실을 기억하자. 다음 열 가지 항목에서 골라도 좋고, 더 재미있는 운동법을 찾아내서 해도 좋다.

- 친구 또는 아이들과 축구나 야구, 프리스비(Frisbee, 원반 놀이의 일종) 하기
- 정원, 발코니, 식당에서 줄넘기하기
- TV를 보면서 운동 기구 타기
- 계단 오르내리기
- 음악을 틀어놓고 춤추기
- 집 근처, 사무실 주변, 대학 교정을 빠르게 걷기
- 정원에 나가 식물 돌보기
- 이웃집 개 산책시켜주기
- 세차하기
- 요가 자세 취하기

100칼로리가 넘지 않는 간식

사과(중간 크기)	75~95kcal
오렌지	45~60kcal
바나나	90~100kcal
작게 자른 당근 20개	40kcal
후머스 2큰술(hummus, 병아리콩을 으깨 만든 음식)	50kcal
방울토마토 10개	30kcal
버터를 살짝 바른(3g가량) 토스트	100kcal
저지방 우유를 넣은 차 한 잔	10~15kcal
저지방 우유를 넣은 커피 한 잔	20kcal
코타지 치즈 100g	86kcal
저지방 우유 한 잔	100kcal
딸기(100g)와 저지방 요구르트 한 그릇(100g)	100kcal
살사 소스를 곁들인 삶은 달걀 1개	90kcal

※ 주의 | 여기 표시한 칼로리는 모두 예시이므로 실제와 다를 수 있다.

자신에게 보상해라

체중 감량 과정을 즐길 수 있도록 음식 이외에 다음과 같은 보상 행동을 해보자.

- 거품 목욕하기
- 새로 나온 음악 앨범 사기
- 새 옷 사기
- 영화관에 가서 영화 보기
- 두피 마사지를 받거나 머리 자르기
- 새 운동복 사기
- 새 청바지 사기
- 새 런닝화 사기
- 헬스스파 시설에서 하루 보내기
- 요리 수업 듣기
- 하루 휴가 내기

활력을 주는 음료

- **에너지 탄산수** 껍질을 벗기고 씨를 뺀 오렌지 1개, 바나나 1개, 껍질을 벗기고 심을 파낸 사과 1개, 오렌지즙 2~3큰술, 그리고 식감을 위한 얼음과 물을 분쇄기에 함께 넣고 갈아낸다. 물 2~3큰술을 더 넣고 다시 30초간 분쇄기를 돌린다. 컵에 따른 후 얼음을 띄워서 마신다.

- **완벽한 활력음료** 바나나 1개, 초콜릿 시럽 1큰술, 우유 1컵(유제품을 소화하지 못하는 유당불내증이 있으면 두유로 대체하자), 얼음 간 것 ½컵을 준비한다. 바나나를 4조각으로 잘라 분쇄기에 넣은 다음, 초콜릿 시럽, 우유, 간 얼음을 함께 넣어 부드러워질 때까지 간다. 컵에 담아 맛있게 마신다.

- **호두 스무디** 우유 250ml, 요구르트 1컵, 호두 25g, 바닐라 농축액 1작은술, 씨를 발라낸 대추 25g, 약간의 계핏가루를 준비한다. 모든 재료를 믹서기에 넣은 후 대추가 갈리고 혼합물이 부드러워질 때까지 간다. 얼음을 추가해 약간 더 갈아낸다.

- **파파야 스무디** 파파야 2컵 분량에 카르다몸 가루를 약간 넣어 간다. 라임즙 ½작은술, 물에 불린 치아 씨(chia seed, 꿀풀과에 속하는 치아의 씨앗) 1큰술, 약간의 소금을 첨가한다.

- **수분을 공급하는 수박 믹스** 수박 ½컵, 오렌지즙 2컵, 올리브유 2큰술을 분쇄기에 넣어 퓌레를 만든다. 퓌레를 그릇에 옮겨 담은 후, 깍둑썰기한 오이 1개, 다진 양파 1개, 간 마늘 2쪽, 신선한 라임즙 3큰술을 첨가하고 소금과 후추로 간

을 한다. 냉장 보관했다가 먹는다.

- **벨 셔벗** 벨 프루트(bael fruit, 동남아시아 지역에서 분포하는 감귤과의 벨 나무에서 자라는 과일)를 반으로 잘라서 속을 파낸 후 물을 붓고 1시간 정도 놓아둔다. 그런 다음, 체에 걸러 시원하게 해 마신다. 달콤한 것을 좋아하면 재거리를 첨가한다.

- **자문 셔벗** 자문(Jamun, 딸기과 과일로 블랙베리의 일종)을 으깨 설탕을 첨가한 후, 고운 면 보자기로 싸서 20분 동안 햇볕에 놔둔다. 씨를 빼낸 후 과육을 으깨 체에 거른다. 물을 첨가해 희석해서 먹는다.

- **시원한 사투** 사투(sattu, 보리) 가루에 물 ½컵과 버터밀크 ½컵을 넣고 섞는다. 볶은 커민 가루와 소금을 첨가해 마신다. 또는 간단하게 사투 가루를 물에 탄 후 재거리를 첨가해 먹어도 좋다.

- **시금치 파워업 음료** 데친 어린 시금치 1½컵, 오렌지 2개, 계핏가루 약간, 코코넛워터 ½컵을 준비한다. 분쇄기에 모두 넣은 후 단맛을 위해 꿀 1큰술을 추가한다. 잘 갈아서 마신다.

- **키위 스무디** 깍둑썰기한 키위 1컵, 볶은 귀리 3큰술, 잘게 썬 작은 바나나 1개, 얼음 6조각, 그리고 우유 200ml를 분쇄기에 넣는다. 부드러운 크림 상태가 될 때까지 약 30초간 간다. 유리잔에 부은 다음, 취향에 맞게 꿀과 계핏가루를 첨가해 마신다.

- **부기 없애는 스무디** 파인애플 ½컵, 파파야 ½컵, 얼린 바나나 1개, 오이 ¼개(껍질째)를 모두 잘게 썬 후 차가운 코코넛워터 1컵을 부어 섞는다. 믹서기에 돌려 잘 갈아서 마신다.

간편한 아침 식사 메뉴

- **달걀 토스트** 잘 구워진 통곡 식빵 위에 수란을 올린 후 데친 시금치와 함께 접

시에 담아낸다. 소금과 후추로 간을 한 후, 살사 소스를 곁들여 먹는다.

- **견과류 파르페** 신선한 과일(딸기, 바나나, 키위 등)을 얇게 잘라 접시에 올리고 그 위에 요구르트를 바른 다음, 바삭바삭한 시리얼, 씨앗류(호박씨, 해바라기씨)를 올려 아침 식사용 파르페를 만든다. 그 위에 볶은 아몬드와 호두를 올린다.

- **시금치 달걀 스크램블** 기름 2작은술을 팬에 두르고 가열한 다음, 토마토 ¼개와 얇게 저민 마늘 2쪽을 넣어 4분 동안 볶아 그릇에 담아둔다. 같은 팬에 기름 1작은술, 시금치 잎 1컵, 고춧가루 약간, 잘게 자른 양파 ½개를 넣고 시금치가 부드러워질 때까지만 재빨리 볶아낸다. 미리 볶아두었던 토마토를 팬에 다시 넣고 소금과 후추로 간을 한다. 달걀 1개를 깨뜨려 넣고 휘저으며 스크램블을 만든 후, 맛있게 먹는다.

식사 대용 간식

- **비트 케이크** 비트 큰 것 1개, 감자 작은 것 1개를 껍질을 벗긴 다음 강판에 간다. 소금과 후추로 양념한 다음, 달걀 1개에서 얻은 흰자와 얇게 저민 아몬드 2~3개를 추가로 넣는다. 눌어붙지 않는 팬에 기름을 아주 조금 두른 후, 감자와 비트 혼합물을 얇게 펴 바르고 살짝살짝 눌러가며 익힌다. 한쪽 면이 노릇노릇해질 때까지 익힌 후 조심스럽게 뒤집어 다른 면을 구워낸다.

- **맵게 양념한 달걀 요리** 완숙한 달걀을 잘라 노른자를 꺼내 부드럽게 으깬다. 으깬 노른자에 소스, 향신료, 살사 소스를 첨가해 골고루 잘 섞은 후 흰자 속에 채워 넣는다.

- **차가운 감자 차트** 감자 2개를 삶아서 깍둑썰기한 다음, 치브다(chivda, 조미한 인도의 전통 튀김 과자) 또는 빠빠드 가루 2큰술을 첨가한다. 타마린드 소스 1큰술, 요구르트 1큰술, 새싹 한 줌, 그리고 얇게 저민 오이 몇 조각을 넣어 함께 섞는다. 가늘게 썬 코타지 치즈 몇 조각을 첨가한다. 30분간 냉장 보관한 후 먹는다.

216

- **힘이 솟는 과일** 꿀 1큰술, 오렌지즙 1큰술, 엑스트라버진 올리브유 ½큰술, 레몬 1개 과즙, 참깨와 소금 약간, 머스터드 소스를 섞어 병에 넣은 후 뚜껑을 꽉 덮고 잘 흔들어 드레싱을 만든다. 사과 1개와 바나나 1개를 잘게 썬 다음, 갈변 방지를 위해 레몬즙에 담가둔다. 여기에 건포도 5~6개, 얇게 저민 아몬드 5개를 함께 넣는다. 만들어둔 드레싱을 위에 붓고 부드럽게 섞은 후 적상추 잎에 올려서 먹는다. 참고로, 아몬드는 전날 밤 물에 담가두었다가 껍질을 벗긴다.

빠르게 즐기는 건강 샌드위치

- **토마토 치즈 샌드위치** 식빵 2장을 살짝 구워서 1장에는 버터를 얇게 펴 바르고, 다른 1장에는 머스터드 칠리 소스를 바른다. 빵 2쪽 사이에 큰 토마토 1개를 얇게 썰어 얹고 그 위에 후추와 잘게 썬 신선한 바질 잎, 그리고 강판에 간 치즈 1큰술을 뿌린다. 페타(feta, 양젖이나 염소젖으로 만든 그리스 치즈) 치즈가 좋다. 토마토가 부드러워질 때까지 3~4분 정도 구워낸다.

- **버섯 무스 샌드위치** 올리브유 2작은술을 가열한 후 마늘 2쪽을 넣고 30초간 재빨리 볶는다. 버섯 100g을 대충 썰어 넣고, 수분이 날아갈 때까지 약 5분간 익힌다. 소금, 후추, 레몬즙, 오레가노 또는 자신이 좋아하는 허브로 양념한다. 이 버섯 무스를 잡곡 빵 토스트 사이에 채워 넣어 먹는다.

- **요구르트 샌드위치** 면 거즈에 요구르트 250g을 담고 싱크대에 1~2시간 정도 걸어두어 수분을 빼낸다. 여기에 으깬 마늘과 초록 고추, 잘게 썬 고수 1큰술, 다진 양파 1큰술, 소금, 후추, 레몬즙, 설탕 등을 입맛에 따라 넣고 섞는다. 이것을 식빵 2장 사이에 채워 넣는다. 비닐랩으로 싼 후 차갑게 해서 먹는다.

- **연어 샌드위치** 뼈 없는 연어 150g과 다진 오이, 요구르트 2~3큰술, 레몬즙 1큰술을 작은 그릇에 넣고 섞는다. 샌드위치 빵의 자른 면에 버터를 얇게 펴 바르고 그 위에 상추를 올린다. 연어를 채워 넣은 후 차갑게 해서 먹는다.

소스와 스프레드

- **후머스** 4컵 분량의 물에 병아리콩 1컵을 담가 하룻밤 놓아둔다. 압력솥에서 신호 추가 다섯 번 휙휙 소리를 낼 때까지 고압으로 익힌 다음, 압력을 낮춰 30분가량 더 익힌다. 믹서기에 1분간 간다. 참깨 간 것 ½컵, 마늘 다진 것 2쪽, 레몬즙 ⅓컵, 올리브유 2큰술을 넣고 입맛에 따라 소금을 첨가한다.

- **이탈리안 올리브 스프레드** 이탈리안 블랙 올리브콩 50g을 삶은 후 올리브유 1큰술과 후추를 약간 첨가해 섞는다.

- **콩 스프레드** 1컵 분량의 강낭콩이나 대두를 삶아 으깬 다음, 플레인 요구르트 2큰술을 넣고 함께 섞는다. 겨자와 소금, 로즈메리, 후추, 올리브유 등의 향신료와 허브를 첨가한다.

포만감을 주는 수프

- **생기를 되찾아주는 가스파초(gazpacho, 토마토, 후추, 오이 등으로 만들어 차게 먹는 스페인식 수프)** 마늘 1쪽, 다진 양파 ½개, 씨를 빼고 잘게 다진 고추 ½개, 토마토 퓌레 3컵, 올리브유 1큰술, 화이트와인 식초 1작은술, 소금 ½작은술, 후추 ¼작은술을 믹서기에 넣고 부드럽게 될 때까지 간다. 차갑게 해서 먹는다.

- **오이 수프** 다진 오이 750g, 다진 민트 1컵, 잘게 다진 마늘을 믹서기에 넣고 섞는다. 부드러워질 때까지 뭉근하게 끓인다. 큰 그릇에 담아낸 후, 플레인 무지방 요구르트 1¼컵을 넣고 섞는다. 신선한 레몬즙 ½큰술, 바닷소금 1작은술, 후춧가루 조금을 더한다. 냉장고에 2시간 동안 넣어두어 차갑게 식힌다.

보기만 해도 건강해지는 샐러드

- **눈이 즐거운 샐러드** 올리브유 1작은술, 1개 분량의 레몬즙, 소금, 후추를 섞어 드레싱을 만든다. 큰 그릇에 빨강, 노랑, 초록 피망 각각 25g, 오이 50g, 토마토 50g, 상추 50g, 포도 20g을 얇게 썰거나 깍둑썰기해 담은 후 섞는다. 드레싱을 조금씩 부으면서 채소를 뒤적여준다. 그 위에 페타 치즈 25g과 후추를 약간 뿌려준다.

- **새싹 채소 샐러드** 새싹 채소, 깍둑썰기해 삶아놓은 감자 1개, 채 썬 당근 1개, 얇게 저민 양파 1개, 다진 고수 잎, 깍둑썰기한 무 ½개, 길게 저민 고추 2개를 그릇에 담는다. 물기를 뺀 요구르트 1컵과 소금, 후추를 넣어 맛을 낸다. 큰 접시에 상추를 깔고 그 위에 샐러드를 담아낸다.

- **달걀 샐러드** 삶아서 잘게 썬 달걀 2개, 삶아서 깍둑썰기한 당근 ½개, 곱게 깍둑썰기한 오이 ½개, 다진 봄양파 ½컵을 한데 넣어 잘 뒤적인다. 삶은 감자 으깬 것 2컵을 첨가해 잘 섞는다. 소금과 후추로 조미한 후, 저지방 마요네즈 2큰술을 넣는다. 차갑게 해서 먹는다.

풍미를 더하는 샐러드드레싱

- **오렌지 발사믹** 디종 머스터드 1큰술, 발사믹 식초 2큰술, 1개 분량의 오렌지즙을 섞는다.

- **프렌치드레싱** 다진 마늘 1쪽, 레드와인 식초 2큰술, 디종 머스터드 1큰술, 꿀 1큰술을 섞는다.

- **스타일 드레싱** 으깬 마늘 2쪽, 요구르트 3큰술, 1개 분량의 레몬즙, 레드와인 식초 2큰술을 섞는다.

몸에 좋은 한 끼 식사

- **무지방 비리아니** 요구르트 200g에 얇게 저민 양파 1개와 생강·마늘 페이스트 1큰술을 섞어 소스를 만든 후 뼈 없는 닭고기 500g에 펴 발라 30분간 재어둔다. 쌀 1컵 위에 양념장에 재어놓은 닭고기를 올려놓고 깍둑썰기한 감자 2개와 마살라 향신료(정향, 일라이치, 가람 마살라)를 첨가한다. 4컵 분량의 물 또는 뜨거운 닭 육수를 붓고 압력솥에 넣어 익힌다. 완전히 쪄졌으면 담아낸다.

- **비리지 않은 생선 요리** 레몬즙 1작은술, 달걀 ½개, 정제 밀가루 1큰술, 소금, 후추를 섞어서 양념을 만든다. 생선살 200g을 양념에 잰 다음 냉장고에 1시간 동안 보관한다. 생선이 숙성하는 동안 소스를 만든다. 버터 5g을 녹인 후 크림 5g을 첨가한다. 열기를 식힌 다음, 레몬즙 5ml와 소금을 약간 넣는다. 삶은 감자 1개를 으깬 후 크림 5g, 버터 5g, 소금, 후추, 육두구를 약간 첨가해 잘 섞어둔다. 바닥이 잘 눌어붙지 않는 팬이나 그릴에 올리브유 1큰술을 두르고 생선을 올려 굽는다. 생선 위에 소스를 끼얹고 으깬 감자와 함께 담아낸다.

- **달걀 로티 믹스** 따뜻한 로티 2장 위에 데친 달걀을 얹은 후 토마토 살사와 다진 고추, 고수 잎, 갈아놓은 당근과 비트, 데친 시금치를 얹는다. 케첩을 뿌려 먹는다.

- **구운 연어** 껍질을 깐 레몬을 얇게 저민 후 접시 바닥에 골고루 깐다. 1마리 분량의 연어살을 올리브유 1작은술, 각종 향신료, 허브를 섞은 양념에 1시간가량 재어두었다가 구워서 얹어낸다.

- **콩 포리얄(poriyal, 채소볶음 요리)** 강낭콩 200g을 깍둑썰기해 소금과 강황을 푼 물에 데친 다음, 한쪽에 둔다. 기름 1작은술을 가열한 후, 겨자씨와 빨간 고추를 통째로 넣고 볶는다. 탁탁 소리가 나면 다진 마늘과 생강, 초록 고추를 추가해 재빨리 볶아낸다. 삶은 녹두 1큰술과 간 코코넛 3큰술을 첨가해 잘 섞는다. 데쳐 놓은 강낭콩과 약간의 물을 첨가해 잠시 익힌다.

- **커드 라이스** 익힌 쌀 1컵을 으깬 후 뜨거운 우유 2~3큰술을 첨가한다. 어느 정도 식으면, 커드(curd, 우유 응고물) 3~4큰술과 잘게 다진 망고, 오이, 당근, 초록 고

추, 생강, 카레 잎 몇 장을 첨가한다. 겨자씨, 카레 잎, 소금, 볶은 캐슈너트를 알맞게 섞는다.

- **코삼브리**(Kosambari, 인도 전통 샐러드) 렌틸콩 ½컵(또는 껍질을 깐 초록색 녹두나 노란색 녹두)을 1시간가량 물에 불린다. 물을 버린 후 불려놓은 콩에 갈아놓은 당근 ½개, 다진 오이 ½개, 다진 토마토 1개, 채 썬 코코넛 2큰술을 첨가한다. 소금과 1개 분량의 레몬즙, 다진 고수 잎을 넣고 잘 섞는다. 기름 1작은술을 가열한 후 겨자씨를 조금 넣는다. 겨자씨가 탁탁 튀기 시작하면 카레 잎 몇 장과 아위 약간, 썰어놓은 빨간 고추 2개를 넣고 잘 섞는다. 이 모두를 함께 그릇에 담아낸 후 잘게 다진 사과를 위에 올려 먹는다.

- **시금치 딜라이트** 중간 불에 올리브유 1큰술과 시금치 250g을 넣고 몇 분간 익힌다. 육두구를 약간 갈아 넣고 소금을 친 후, 페타 치즈 50g을 첨가하여 휘저은 뒤 담아낸다.

- **브로콜리 믹스** 브로콜리 250g, 방울토마토 100g, 녹색 콩 100g, 어린 옥수수 100g을 함께 찐다. 거기에 올리브유 1큰술과 마늘 몇 쪽을 넣고 뒤적인 후 소금과 후추, 로즈메리로 조미한다. 레몬즙이나 식초를 조금 붓고 채 썬 파르메산 치즈를 위에 뿌린다.

- **쿠스쿠스 샐러드** 물을 끓여 쿠스쿠스(couscous, 좁쌀 모양을 한 파스타) 150g을 익힌다. 물기를 뺀 쿠스쿠스에 페타 치즈 30g과 석류씨 ¼컵, 민트 잎, 소금, 후추를 첨가한다. 오렌지즙 4작은술과 식초 1작은술, 올리브유 1작은술을 섞어 만든 드레싱, 또는 간장 소스 2작은술, 레몬즙 1작은술, 물 2작은술을 섞어 만든 드레싱을 뿌린다.

- **아마씨 라이타**(raita, 인도의 요구르트 샐러드) 걸쭉하게 간 박 1컵과 물 1컵을 섞는다. 뚜껑을 덮고 중간 불에서 2~4분 익힌다. 식힌 후, 수분을 제거한 요구르트 1컵을 첨가한다. 민트 잎 ½컵, 잘게 다진 뿌디나(pudina, 인도와 파키스탄에서 발견되는 박하), 구운 커민씨 ¼작은술, 흑소금 ¼작은술, 구워서 거칠게 간 아마씨 1½컵을 첨가해 잘 섞는다. 적어도 1시간 이상 냉장해 차갑게 먹는다.

- **병아리콩 시금치 파스타** 파스타 ½컵을 끓여 한쪽에 놔둔다. 올리브유나 다른

기름 1큰술을 가열한 후, 얇게 저민 양파와 소금을 넣고 익힌다. 얇게 저민 마늘 1작은술을 추가해 뒤적이며 3~4분 정도 더 익힌 후 접시에 옮겨 닮는다. 어린 시금치 100g과 삶은 병아리콩 ½컵, 물 1컵, 자른 토마토 1개를 팬에 담고 시금 치가 익을 때까지 끓인다. 익혀둔 파스타와 소금, 후추, 빨간 고춧가루를 첨가한 다. 양념이 골고루 밸 때까지 휘젓는다. 아까 만들어놓았던 양파 믹스와 함께 담 아낸다.

- **시금치 뿔라오(pulao, 향신료를 알맞게 섞어 지은 볶음밥의 일종)** 올리브유 1큰술을 가열한 후 가늘게 저민 양파를 재빨리 볶는다. 저민 토마토 1개를 첨가해 5분 간 익힌 후, 다진 시금치 100g을 첨가한다. 시금치가 익을 때까지 요리한다. 쌀 ½컵과 소금, 적당량의 물을 넣은 후 쌀이 익을 때까지 요리한다.

죄책감 없이 즐기는 디저트

- **겨 케이크** 겨 100g, 우유 250ml, 다진 살구 75g, 씨 없는 건포도 50g을 섞은 후 1시간 동안 놔둔다. 오븐을 180℃로 예열한다. 빵틀에 기름이 배지 않는 종이 를 깐다. 갈색 설탕 40g, 정제 밀가루 150g, 거품 낸 달걀 2개, 으깬 바나나 1개 를 겨 믹스에 넣고 섞는다. 겨 믹스를 빵틀에 채워 넣고 오븐에 넣어 50~55분간 구워낸다.

- **호두 딜라이트** 요구르트 1컵에 호두 ½쪽짜리 8개와 씨를 빼서 잘게 다진 대추 를 넣고 잘 섞은 후, 그 위에 꿀 1큰술을 얹는다. 차갑게 해서 먹는다.

- **망고 탱고** 망고 무스를 만든다. 망고 2개, 바나나 1개, 요구르트 1컵, 꿀 2작은 술, 각얼음 6개, 바닐라 액 1작은술을 넣고 부드러워질 때까지 간다. 3시간 냉장 한 후 먹는다.

- **바나나 아이스크림** 작은 바나나 1개를 껍질을 벗겨 얇게 썬 후 얼린다. 얼린 바나나 조각과 함께 성분조정유(toned milk) 3큰술을 믹서기에 넣고, 걸쭉해질

때까지 간다. 잘게 다진 호두 1큰술을 위에 얹는다. 예쁜 접시에 담아 즐거운 마음으로 먹는다.

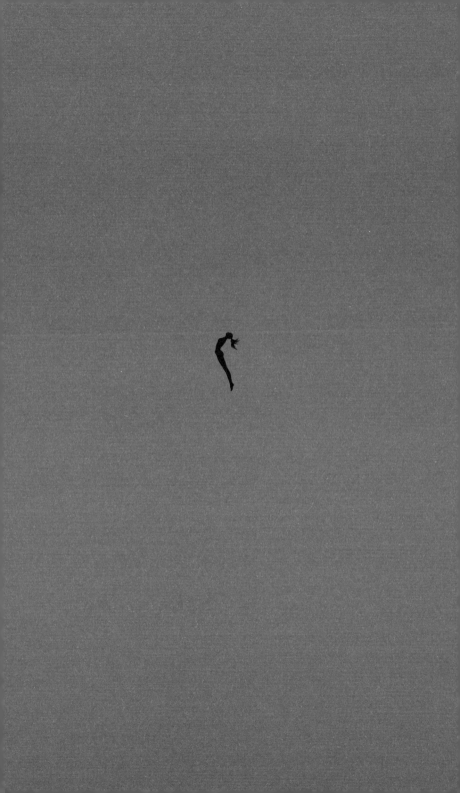

부록

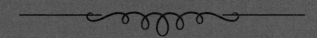

평생 날씬한 습관을 유지하는
5분 다이어리

Miracle fit

이 일지는 당신이 직접 사용할 수 있도록 마련했다. 각 페이지는 음식, 운동, 마음가짐을 쓰는 세 부분으로 나뉘어 있다. 그날 먹었던 음식, 했던 운동, 그리고 생각과 마음가짐(정신적 문제)을 간략하게 적어보자.

예를 들어 당신은 자신이 했던 일탈에 관해 쓸 수 있다. 음식 난에는 그날 너무 과하게 먹었던 음식이나 새롭게 시도해본 레시피를 적을 수 있다.

운동 난에는 그날 운동을 했는지 하지 않았는지, 어떤 운동을 얼마나 했는지를 쓸 수 있다. 옆집 아이와 배드민턴을 했다는 재미있는 일도 적을 수 있다.

마음가짐 난은 먹는 일에 관해 당신이 알아차린 감정적 관점을 쓰는 부분이다. TV를 보면서 간식을 너무 많이 먹지는 않았는가? 일을 마치고 집에 돌아왔을 때 배가 너무 고파서 바지아 한 통을 다 먹어버렸거나, 아빠랑 싸우고 나서 홧김에 초콜릿을 먹지는 않았나?

이 일지는 당신의 생각과 계산을 돕기 위한 것으로, 며칠만 쓰다 보면 이 기록이 훌륭한 참고 자료가 된다는 사실을 알아차릴 것이다. 친구와 짝을 맺어 서로 일지를 교환하고 점검하면 과정을 더 책임감 있게 수행할 수 있다. 꼭 시도해보길 바란다. 분명히 효과적인 방법이다.

일지를 쓰는 데는 하루에 5분밖에 걸리지 않는다. 일지를 쓰는 시간을 정해두라고 권하고 싶다. 잠자리에 들기 전에 쓰는 것도 좋고, 이른 아침에 써도 좋다. 가방 안에 언제나 넣어 다니면서 대중교통을 이용할 때 쓰는 것도 좋다.

5minutes
5minutes fit diary

_____ day

음식

운동

마음가짐

228

5minutes
Miracle fit diary

_____ day

<u>음식</u>

<u>운동</u>

<u>마음가짐</u>

부록 평생 날씬한 습관을 유지하는 5분 다이어리 **229**

5minutes
Miracle fit diary

_____ day

음식

운동

마음가짐

5minutes
Miracle fit diary

_____ *day*

음식

운동

마음가짐

음식

운동

마음가짐

5minutes
Miracle fit diary

_____ *day*

음식

운동

마음가짐

_____ day

음식

운동

마음가짐

5 minutes
5 minutes fit diary

_____ *day*

음식

운동

마음가짐

5minutes
Miracle fit diary

_____ *day*

음식

운동

마음가짐

$\overset{\displaystyle\boldsymbol{\blacktriangleright}}{5minutes}$
Miracle fit diary

_____ day

음식

운동

마음가짐

음식

운동

마음가짐

5minutes
Minute fit diary

_____ day

음식

운동

마음가짐

5minutes
Barcelo fit diary

_____ day

음식

운동

마음가짐

5 minutes

Miracle fit diary

_____ *day*

음식

운동

마음가짐

음식

운동

마음가짐

5 *minutes*
Miracle fit diary

_____ *day*

음식
<u>음식</u>

운동
<u>운동</u>

마음가짐
<u>마음가짐</u>

5minutes
Miracle fit diary

_____ *day*

음식

운동

마음가짐

5minutes
Miracle for diary

_____ day

음식

운동

마음가짐

5minutes
Muscle fit diary

_____ day

음식

운동

마음가짐

5minutes

Miracle fit diary

_____ *day*

음식

운동

마음가짐

5minutes
Miracle fit diary

_____ day

음식

운동

마음가짐

<u>음식</u>

<u>운동</u>

<u>마음가짐</u>

음식

운동

마음가짐

5minutes
5minutes fit diary

_____ day

음식

운동

마음가짐

.

.

5minutes
.Miracle fit diary

_____ *day*

음식

운동

마음가짐

5minutes
Miracle fit diary

_____ day

음식

운동

마음가짐

_____ day

음식

운동

마음가짐

5minutes
Miracle 5C diary

_____ *day*

음식

운동

마음가짐

5minutes
Miracle fit diary

_____ day

음식

운동

마음가짐

5minutes
Miracle fit diary

_____ *day*

음식

운동

마음가짐

5minutes
Miracle fit diary

_____ *day*

음식

운동

마음가짐

258

옮긴이 양희경
서울대학교 식품영양학과를 졸업하고, 식품 전문 취재 기자로 활동했다. 방송대학교 영어영문학과를
졸업하고, 바른번역 글밥 아카데미 수료 후 소속 번역가로 활동 중이다. 역서로 『누구나 쉽게 30분
만에 읽는 인스타리드』(공역) 시리즈가 있다.

건강하고 마른 여자들의 기적의 작은 습관

미라클 핏

초판 1쇄 발행 2017년 4월 26일
초판 2쇄 발행 2017년 5월 10일

지은이 카비타 데브간
옮긴이 양희경
펴낸이 김선식

경영총괄 김은영
기획 및 편집 마수미 **디자인** 황정민 **책임마케터** 최혜령, 이승민
콘텐츠개발4팀장 김선준 **콘텐츠개발4팀** 황정민, 윤성훈, 마수미, 김상흔
전략기획팀 김상윤
마케팅본부 이주화, 정명찬, 최혜령, 양정길, 최혜진, 최하나, 김선욱, 이승민, 김은지, 이수인
경영관리팀 허대우, 권송이, 윤이경, 임해랑, 김재경

펴낸곳 다산북스 **출판등록** 2005년 12월 23일 제313-2005-00277호
주소 경기도 파주시 회동길 357, 3층
전화 02-702-1724(기획편집) 02-6217-1726(마케팅) 02-704-1724(경영지원)
팩스 02-703-2219 **이메일** dasanbooks@dasanbooks.com
홈페이지 www.dasanbooks.com **블로그** blog.naver.com/dasan_books
종이 (주)한솔피앤에스 **출력·인쇄** 민언프린텍 **후가공** 평창P&G **제본** 정문바인텍
ISBN 979-11-306-1213-3 (03510)

· 책값은 뒤표지에 있습니다.
· 파본은 구입하신 서점에서 교환해드립니다.
· 이 책은 저작권법에 의하여 보호를 받는 저작물이므로 무단 전재와 복제를 금합니다.
· 이 도서의 국립중앙도서관 출판시도서목록(CIP)은 서지정보유통지원시스템 홈페이지(http://seoji.nl.go.kr)와
  국가자료공동목록시스템(http://www.nl.go.kr/kolisnet)에서 이용하실 수 있습니다. (CIP제어번호 : CIP2017009113)

다산북스(DASANBOOKS)는 독자 여러분의 책에 관한 아이디어와 원고 투고를 기쁜 마음으로 기다리고 있습니다.
책 출간을 원하는 아이디어가 있으신 분은 이메일 dasanbooks@dasanbooks.com 또는 다산북스 홈페이지
'투고원고'란으로 간단한 개요와 취지, 연락처 등을 보내주세요. 머뭇거리지 말고 문을 두드리세요.